すぐに実践したくなる

すごく使える

睡眠学テクニック

SLEEP SCIENCE TECHNIQUES

櫻井 武

日本実業出版社

はじめに

寝ている時間がもったいない――。そう思っている人は少なくありません。人生の約3分の1を占めているのが睡眠です。仕事や勉強、家事、育児、趣味や娯楽など起きている時間にやりたいこと、やらなければならないことはたくさん。睡眠時間を減らして、その時間を、自分の思いどおりに費やしたい気持ちはわかります。

野生の動物たちも、もしかしたら同じ気持ちかもしれません。

野生の厳しい環境を想像してみてください。無防備な睡眠中は、動物にとって外敵に襲われる危険が増えます。もし眠らずに生きることができるなら、生存競争を勝ち抜くうえで、圧倒的に有利な立場に立てるはずです。ところが、哺乳類や魚類などの脊椎《せきつい》動物は、例外なく睡眠を必要としています。睡眠には不利益やリスクよりも大きなメリットがあるため、渡り鳥は飛びながら、イルカは泳ぎながらでも眠るのです。

人間も、進化の過程で、どうしても省略できなかったのが睡眠です。つまり「寝ている時間がもったいない」と思うことは人類の進化を否定する発想なのかもしれません。

実は、私も睡眠の研究を始めるまでは、眠りについては無関心でした。20代では〝寝る間も惜しんで〟研究をしていたし、休日には太陽が真上に来るころまで〝惰眠を貪《むさぼ》る〟ことが至福と思っていました。

しかし、睡眠の研究をはじめてからは、その奥深さに引き込まれ、睡眠を大切にするようになりました。

睡眠はいまだわからないことだらけです。人は毎日どのような仕組みで眠るのか、睡眠がなぜ必要なのか――身近であるにもかかわらず、睡眠についてはよくわかっていません。

睡眠の科学が未成熟なためか、世の中には、睡眠の質を高めるグッズや健康食品で溢れています。快眠テクニックを紹介する本が売られ、雑誌でも特集も組まれています。

しかし、最新の睡眠研究では、睡眠は十人十色で、必要な睡眠の量や質は人それぞれ異なることがわかっています。他人の快眠方法で参考になることはわずかで、まして万人に共通する〝〇〇すれば、睡眠の質が高まる〟ものはないといっても過言ではないのです。

この本では、これまで明らかになっている睡眠の科学をやさしく紹介しています。睡眠学にもとづいて、正しい知識をお伝えするために、「神経細胞」「視床下部《ししょうかぶ》」といった専門的な言葉も使用しています。難しく感じることがあるかもしれませんが、言葉の意味を理解するというよりは、「睡眠の本質を知ろう」をゴールに、気軽に読んでもらえたらと思います。

小手先のテクニックで誤魔化すのではなく、睡眠の本質を知ることで、より睡眠の大切さを実感したり、眠りに対する不安を解消したり、質を向上させたりすることができるはずです。

デジタル社会、ストレス社会といわれています。人の生活が多様化し、情報化していく現代は、睡眠の質や量を確保することはますます困難になっています。そのようななか自らの健康やパフォーマンスを維持するには、しっかりした知識を備えて、自分に適した睡眠を手に入れることです。この本が、現代を生きる人たちが睡眠への意識を高め、健康やパフォーマンスの向上にプラスになれば、何よりです。

2024年8月

櫻井　武

CONTENTS

第2章 睡眠学的に正しい眠りの法則

第3章 免疫力を高める睡眠学

第4章 仕事効率を高める睡眠学

第5章 健康寿命と睡眠学

第6章 年齢・体質と睡眠学

第7章 睡眠学で紐解く就寝中の脳の働き

ブックデザイン 相原真理子
デザイン協力 志岐デザイン事務所
イラスト 坂本奈緒
DTP ダーツ

第1章

意外と誤解が多い睡眠学

01

そもそも、どうして眠気が生まれるのか？

大事な会議中に思いがけずに睡魔が襲う。ランチのあとにまぶたが急に重くなる。電車のなかでついウトウト……。誰もが経験したことがある「眠気」を生み出しているものはいったい何なんでしょうか。

みなさんもすぐに想像するとおり、眠気を引き起こす原因が「寝不足」や「疲労」であることは間違いありません。では、どうしてそれらは眠気を生むのでしょうか？

実は、**睡眠研究の世界では「どうして眠気が生まれるの？」という問いに、まだ明確な答えを導き出せていません。**驚きますよね。眠気は深い謎に包まれているのが現状です。

簡単にいうと、起きている状態（これを「覚醒」といいます）が続くと、睡眠欲求が高まっていき眠気をもよおします。このときに眠ることで、私たちは睡眠欲求を解消しています。

そのため、「どうして私たちは眠るの？」という問いには「眠気を追い払うため」という明確な答えがあります。しかし、これでは筋の通らない禅問答です。

眠気についていてわかっていることを簡単にご紹介しましょう。

眠気には脳の**「視床下部《ししょうかぶ》」**という部分が深く関わっていると考えられています。視床下部では、食欲や性欲など基本的な欲求をコントロールしています。「睡眠欲」も私たちがもつ欲求の1つですから、視床下部が関わっているのは理にかなっています。

視床下部は、いわば脳や体の状態のモニターとしての役割も果たしています。食欲なら「摂食中枢」と「満腹中枢」といった正反対の機能が多くあり、受け取った情報を統合し処理・判断して、適切な指令を出しています。たとえば、「お腹がいっぱいになるまで食べた」という脳や体からの情報を受けると、満腹中枢が「もう食べるな！」と指令を出すのです。

睡眠も同様に、**「睡眠中枢」**と**「覚醒中枢」**の相反する機能があり、脳や体からの情報をモニタリングして、まるでシーソーのように、睡眠と覚醒のどちらに傾くかをせめぎ合っています。せめぎ合った結果、**睡眠に傾いたときに、眠気を生み出している可能性が高い**のです。また、シーソーを「睡眠中枢」に傾けるためには、情報が必要です。たとえば、寝不足も情報の1つです。起きている時間が長くなり寝不足になると、自然と眠気が襲ってくることを**「睡眠圧」**といいます。

一方で、「しっかり眠っているのに、強い眠気に襲われる」ことはありませんか？　これは、**「体内時計」**が大きく関係しています。体内時計は、地球の自転のサイクルに合わせて約24時間のリズムを刻み、体温や血圧、ホルモン分泌などをコントロールしています。この体内時計が覚醒と睡眠のサイクルにも影響して、眠気を引き起こすのです。

「睡眠圧」「体内時計」に加えて、最後にもう1つ、脳が記憶できる情報の限界を超えることで、眠気を引き起こすというメカニズムをご紹介します。

脳では、神経細胞の「シナプス」という接続部で情報のやりとりをしています。

脳のなかには、膨大な神経細胞があります。情報は、グルタミン酸やGABAといった「鍵」のような神経伝達物質と、神経細胞の上にある「鍵穴分子」が結びつくことで、やりとりされます。覚醒中に私たちは、たくさんの情報のやりとりをして脳に記憶をため込んでいき、容量を超えたときに眠気が生じるのです。

このように眠気をもたらすシステムは複雑です。眠気は、脳や体のサインなので、**眠気に誘われて睡眠をとるか追い払って覚醒するか――。どちらも現代社会では必携のテクニック**です。ここでご紹介した睡眠に関するさまざまなキーワードは、本書のなかで順番に解説していきます。

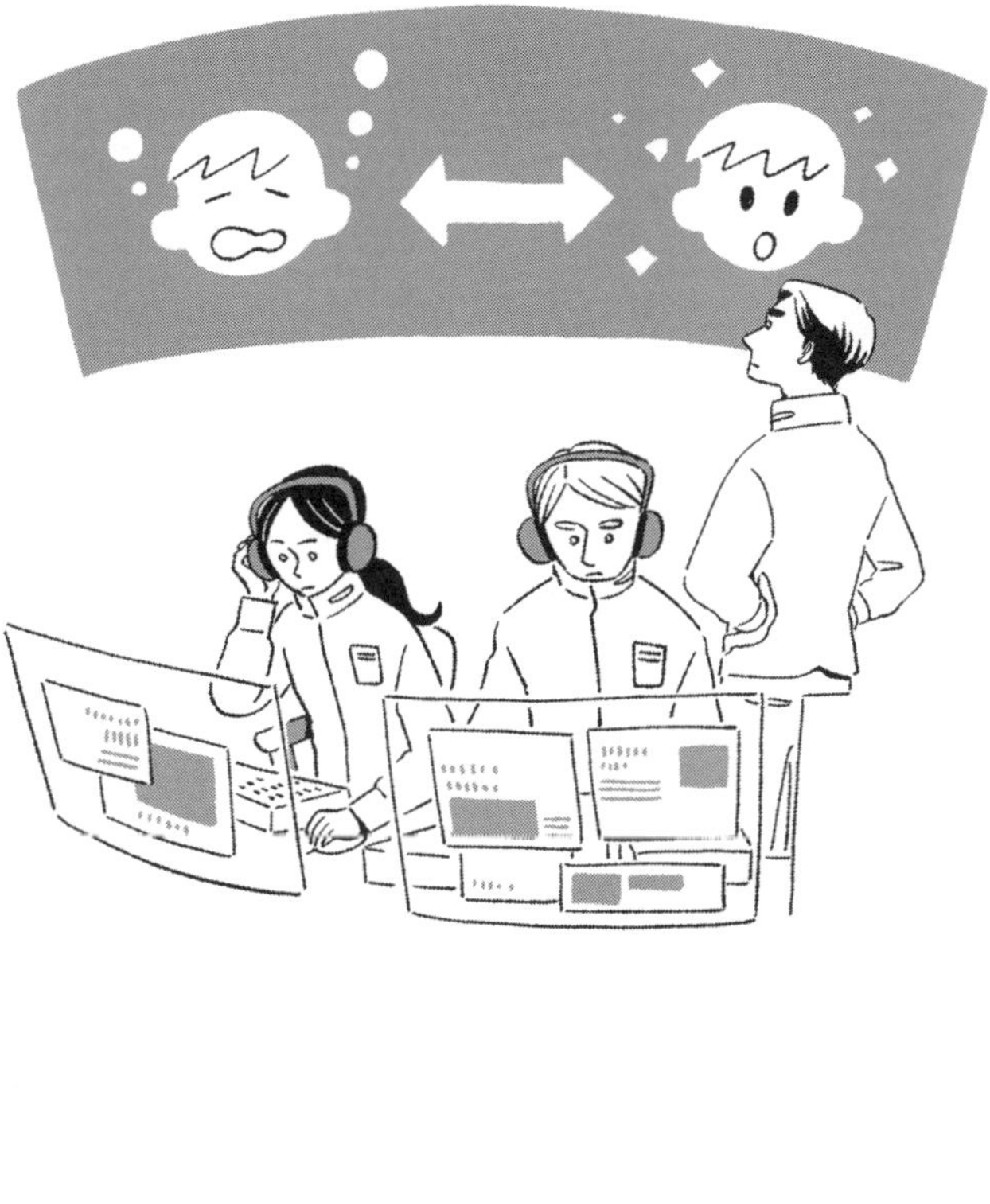

02

ノンレム睡眠には「3段階の眠りの深さ」がある

睡眠には、「ノンレム睡眠」と「レム睡眠」という2つの種類があることは、ご存じの方も多いでしょう。睡眠に入ってしばらくすると訪れるのが「ノンレム睡眠」で、その後、レム睡眠に移行し、またノンレム睡眠に入ります。

「ノンレム睡眠は深い眠り、レム睡眠は浅い眠り」とよくいわれますが、この**2つは脳や体の状態がまったく異なるため、違う眠り**と認識したほうが良いでしょう。**どちらも大切にしてください。**まず、ノンレム睡眠について紹介していきます。

実は、**ノンレム睡眠には、眠りの深さによってN1〜N3の3段階があります。**この3段階は「脳波」にもとづいて分けられています。

脳では、1000億もある神経細胞同士が情報を伝え合うときに、電気信号が発生します。なかでも脳の表層にある大脳皮質に存在する140億の神経細胞が発する微弱な電気が脳波で、**眠りの深さによってその脳波のリズムが異なります。**

睡眠を調べるときに脳波のなかで着目される波には、アルファ（α）波、シータ（θ）波、

ノンレム睡眠とレム睡眠の周期

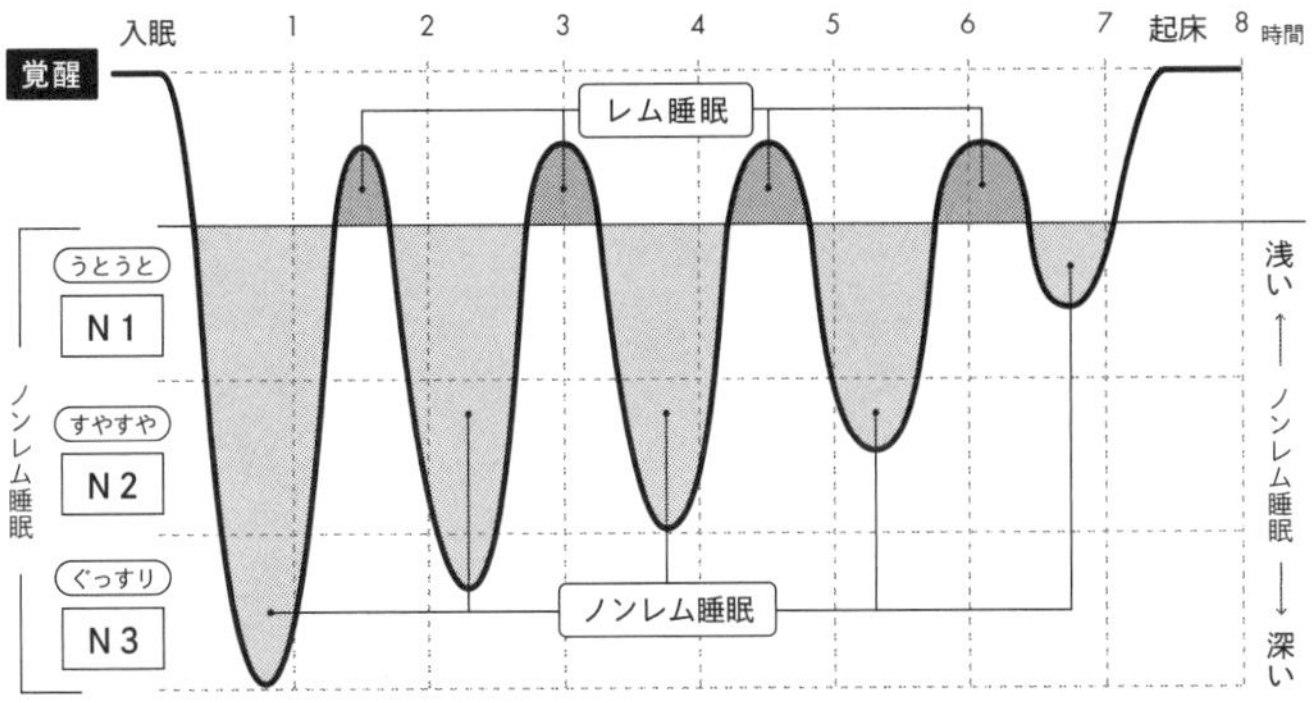

デルタ（δ）波の主に3つがあります。

ベッドに横になり目を閉じて、**リラックスした状態になるとアルファ波**が出はじめ、その後**ノンレム睡眠になると、シータ波**が波打ちはじめます。**シータ波は、浅い睡眠の脳波で、深い瞑想状態でも出る**といわれています。

このときに、アルファ波が半分以下になった状態がノンレム睡眠のN1。さらに眠りが深くなると「紡錘波《ぼうすいは》」や「K複合波」が現れ、ノンレム睡眠のN2となります。

わかりやすくいうと、**N1が「うとうとした眠り」で、N2は「すやすやした眠り」**。どちらも比較的浅い眠りです。N1〜N2の最中に目覚めると爽快に起きられるといわれています。

深い睡眠中にデルタ波が20％以上出ると、ノンレム睡眠のN3になります。これは**「ぐっすりとした眠り」**と思ってください。N3のときに目覚めると不快感があります。

脳のエネルギーの消費が1日のなかでもっとも低くなるのがノンレム睡眠の時間帯です。**ノンレム睡眠の間は、脳の活動が低下して休息モード**に。血圧や心拍数も低くなります。ノンレム睡眠中は、すやすやと規則的な寝息をたて、安眠しているように見えます。また寝返りをうつなど、体の動きがあるのも特徴の1つです。

起きている状態が、パソコンがオンでインターネットにもつながっている状態だとすると、スリープモードの状態がノンレム睡眠です。

私たちは、生涯の3分の1は眠って過ごします。その**睡眠の75％を占めているのがノンレム睡眠**です。この**ノンレム睡眠の間は、起きている間に、脳で情報をやりとりすることで増加した神経細胞の接合部シナプスを最適化したり、脳の老廃物を洗い流したり**しています。簡単にいえば**「脳のメンテナンス」**です。また、記憶や学習能力の向上にもノンレム睡眠が欠かせないと考えられています。

ノンレム睡眠をいかに深めるかが、睡眠の質と量のカギを握っているのです。

03

レム睡眠が不足すると、寿命が短くなる⁉

もう1つの睡眠、「レム睡眠」は浅い眠りといわれますが、**レム睡眠時の脳は起きているときと同じくらい、もしくはそれ以上に活動しています。**

レム睡眠中は、脳のなかでも、たとえば経験や学習などの短期記憶を蓄え記憶を定着させる「海馬《かいば》」、感情をコントロールして海馬が出し入れする記憶を増幅したり弱めたりする「扁桃体《へんとうたい》」、目から入ってきた細かい情報をデジタル写真のように組み直す「高次視覚《こうじしかく》野《や》」などは、覚醒時よりも活発に活動しています。

えっ、寝ているのに脳はそんなに活動しているの？　と驚きますよね。こうしたことから、レム睡眠は記憶の定着にとって重要なものと考えられていましたが、近年の研究では、ノンレム睡眠のほうが記憶の固定化に重要であると考えられているのです。

レム睡眠中は、起きているときとは違い、五感を通した情報が脳には入ってきません。全身の運動に関わる神経が完全に遮断され、筋肉は完全に弛緩《しかん》しています。外界からの情報を断ち切って「オフライン状態」にし、運動神経をマヒさせて、その一方で**脳を活発に**

働かせ、起きているときにはできない情報の処理をしているのでしょう。

私たちは、主にレム睡眠のときに夢を見ます。レム睡眠はよく、「体の休息」と誤解されていますが、外界と遮断しておかなければ、夢を見て脳が活発になり、体の機能が暴走して激しく動き出してしまうのです。つまり、レム睡眠時に筋肉が弛緩しているのは、体を休ませるのではなく、夢の内容に合わせて**体が勝手に動き出すことを防ぐために運動神経をマヒさせている**と考えられています。

レム睡眠時は運動神経はマヒしていますが、自律神経は活発に動いています。

自律神経は「交感神経」と「副交感神経」から構成され、対照的な役割を果たしながら体内環境を一定に保つように働いています。この自律神経が活発に活動しているため、レム睡眠時では、とりわけ心拍数や血圧も大きく変動しているのです。

米スタンフォード大学の研究チームは、2020年に65歳以上の男性5994人の睡眠データを調査し、**レム睡眠が5％減少するごとに、死亡率が13％も上昇する**ことを報告しました。レム睡眠の5％といえば、7時間睡眠であれば、一晩で5分ほど。**たった数分のレム睡眠の不足が寿命の長さに影響を与えている**のです。

04

「睡眠負債」っていったいなに？

「睡眠負債」は、２０１７年の流行語大賞にノミネートされたことで、より多くの人に知られるようになりました。現代のビジネスパーソンは、睡眠という財産を日々切り崩して、睡眠負債という負担を背負っている人も少なくありません。

睡眠負債は、ひと言でいうと「寝不足」のことです。そのため、睡眠負債を返済する方法は、睡眠をとるしかありません。より多くの睡眠負債を抱えた場合は、睡眠を長く、しかも深くとることで清算しなければいけないのです。

「睡眠をとるのが難しいから睡眠負債を背負っているのに」と思った方もいらっしゃるでしょう。睡眠負債のメカニズムについて、もう少し詳しくお伝えします。

私たちは、起きている時間が長いほど睡眠圧がかさんでいきます。**睡眠圧**とは、起きている時間が長くなるほど溜まっていく眠気のことです。この**睡眠圧のうち睡眠で解消できなかった部分が睡眠負債**です。徹夜明けのときは、大きな睡眠負債を抱えているので、首が回らない状態といっても良いのです。

つまり、睡眠圧がなければ睡眠負債も生まれないわけですが、実は睡眠圧のメカニズムは、研究者でも明確にはわかっていません。

20世紀初頭の実験では、長時間眠らせなかった犬の「脳脊髄液《のうせきずいえき》」を別の犬の脳内に投与したところ、その犬が、グーグーと寝てしまったことが発見されました。この実験から、**起きている間に「睡眠物質」が脳に蓄積し、睡眠圧に深く関わっている**ことは間違いないとされています。現在までに、睡眠を促す睡眠物質として30種類ほどが報告されています。

睡眠物質のなかでも「アデノシン」は有力視されていました。もしかしたら見聞きしたことがある方もいらっしゃるかもしれません。アデノシンは、あらゆる細胞のエネルギー源である「ＡＴＰ」を分解すると出てくる物質です。起きているときは心身ともに活動しているからアデノシンも溜まっています。

とくに覚醒時にはフル回転している脳ではエネルギーが大量に消費されるのでアデノシンはどんどん溜まっていきます。また、「グリア細胞」という脳や脊髄にあり、神経細胞を支える細胞がアデノシンを分泌しています。そして、このアデノシンは睡眠をとることで、分解されたりＡＴＰに再合成されたりして量が減っていきます。

このことから睡眠物質として注目が集まりましたが、マウスを使った実験で、アデノシンが働かないようにしてもマウスはふつうに眠るし、長時間、眠らせないようにしたあとにも、いつもより長く眠ることがわかりました。

昨今では、睡眠物質だけでなく、前述の神経細胞がほかの神経細胞に情報を受け渡す際に使われるシナプスの整理のためだったり、脳内の老廃物を洗い流すためだったりするなど脳内の働きが必要に迫られることが、複雑にからみ合って睡眠圧となっているとも考えられています。

このように、睡眠負債の原因でもある睡眠圧は、複合的な要因が関与してつくられると考えられています。確実にいえることは**「長く起きているほど睡眠圧は蓄積される」**ということです。

睡眠負債を解消するために、さまざまな方法が考えられていますが、研究をもとに提示できる睡眠負債を返済する方法は「とにかく睡眠をとること」しかないのです。

05

「疲れがとれてスッキリ」の正体、情報過多のリセット

起きているときの脳は、さまざまな体験と行動を繰り返して、それを記憶しています。たとえば朝、出社するとき「風が強いな。交差点で自転車の事故を目撃した。花の香りがした。近所の人と挨拶をした。駅のホームで手袋が落ちていた。友だちから旅行の誘いのメールが入った……」などの出来事があったとします。

これらの体験と行動は、脳の１０００億ある神経細胞のシナプスという接続部分で、神経伝達物質をやりとりして脳に溜め込まれています。

起きているときに、たくさんの情報を伝え合っている神経細胞同士のシナプスは「強度」が上がっています。繰り返し使うほどに、シナプスは強く（つまりは、より記憶が定着する）なります。ちなみに、このシナプスの強度が上がっていることが「睡眠圧」を生み出しているという説が有力になっているのです。

難しいですね。こんなたとえはどうでしょう。起きているときは、頭のなかには、１つのコンセントに電源タップを使ってたくさんの電気機器をつないでいる「たこ足配線」の

状態だとイメージしてみてください。記憶するべきことが多く、たくさん神経細胞同士を〝接続〟する必要があるからです。

しかし、脳にも許容量があります。かりに朝出社したときの体験と行動だけでも、すべての記憶を残していたら、あっという間に情報過多になってしまいます。

睡眠中は、脳の中にできた、たこの足のように絡み合った配線のなかから、重要度の低いコンセントを抜く、優先すべきコンセントを残すような作業が行なわれています。たこ足配線を解消し、より効率の良いつなぎ方に直しているのです。つまりは、覚醒時のおびただしい量の情報から、自分にとって大事な情報であるかどうかを選別し、処理して、長期的な記憶として植え付けるための作業です。

ぐっすり眠れたあとは、疲れがとれてスッキリした気分になりますが、情報過多になった頭をリセットするのに、睡眠が大きな役割を果たしているのです。

06

ノンレム睡眠中に、脳に溜まったゴミを除去する

体内では、酸素や栄養をエネルギーに代謝することで、日々たくさんの老廃物が出ます。この老廃物は、主に血管とリンパ組織を使って、便や尿、汗となり外に排出されます。

脳は、体重の2~2・5%の重さしかありませんが、食べ物から取り入れたエネルギーの25%も脳で消費しているため、多くの老廃物が出ます。ところが、脳は血流こそ豊富ですが、ゴミを排出するためのリンパ組織がほとんどありません。そのため**脳の老廃物は「脳脊髄液」が除去**しています。この脳脊髄液は、脳の機能の調節に大きく関わっているので、起きているときに老廃物を洗い流すことはできません。

2013年の米ロチェスター大学の研究チームがマウスを使った実験をご紹介します。実験では、脳の神経細胞以外の組織である「グリア細胞」が、血液の周囲に脳脊髄液を循環させる水路（血管周囲腔）をつくって、脳細胞への栄養供給と老廃物の排出を行なう「グリンパティックシステム」というシステムの存在を示しました。

さらに研究チームは、脳脊髄液は起きているときは脳内にあまり流入せず、ノンレム睡

眠中に脳内に広がり、老廃物を洗い流していることを報告しました。睡眠中に、脳脊髄液が脳内の細胞のすき間に流れ込んで、老廃物を洗い流す仕組みを明らかにしたのです。

たとえば、飲食店ではお客さんの食事中に掃除をすると不都合が多いので、閉店後や休業中に掃除をしますよね。それと同じように**脳の機能が低下したノンレム睡眠中に、脳に溜まったゴミを除去している**のです。

老廃物は、起きている時間が長ければ長いほど蓄積されていきます。眠気をもたらす力「睡眠圧」を高める働きとして、脳内の老廃物を洗い流すことも、記憶情報の整理と同様に、重要な要素だと考えられています。ただし、最近ではノンレム睡眠の老廃物除去に関して、否定的な実験結果を提示する論文もあるので、今後の展開を待ちたいところです。

脳の老廃物では、認知症患者の約6割を占めているアルツハイマー型認知症の原因の1つとされている「アミロイドβ」が知られています。マウスの実験では、**睡眠を絶つことでアミロイドβが脳内に蓄積する**ことも報告されています。認知症の発症にグリンパティックシステムが関与しているかどうかはいまだ結論は出ていませんが、認知症と睡眠には、なんらかの関係があることは間違いないでしょう。

脳に溜まったゴミを、睡眠で毎日しっかり除去していくことが必要なのです。

07

どうして「楽しみな遠足の前日」は眠れなくなるのか？

大事なプレゼンが翌日にあり、目がさえて眠れなかった。明日取引先にトラブルの処理に行くことを考えたら寝つけなくなった——。自分にとってストレスや不安に感じることがあって眠れなくなるのはごく自然なことです。また、小学生のときに、遠足の前日はうれしくて眠れない夜を過ごした人も少なくないでしょう。すごくうれしいことや楽しいことが翌日に控えているときに眠れなくなることも正常なことです。

不安や期待が入眠を妨げるのには、「オレキシン」という脳内でつくられる神経伝達物質が深く関わっています。

オレキシンの中心的な機能は**「覚醒を促し維持すること」**です。不安やストレスで目をさえさせ、寝つけなくさせる。あるいは、うれしくて眠れない夜を過ごすのもオレキシンによるものです。

睡眠と覚醒は、シーソーにたとえられることがあります。オレキシンは、このシーソーにおいて、覚醒側に大きく傾けるように強くサポートしています。

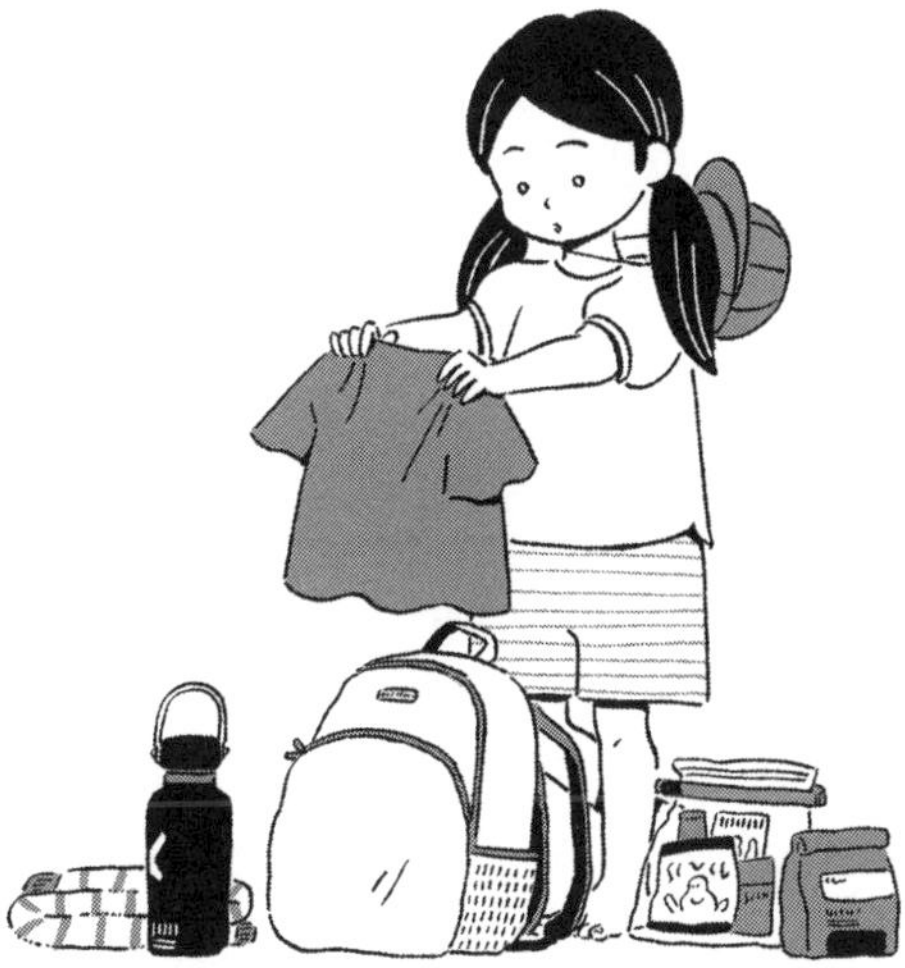

気持ちの高ぶりは、オレキシンをつくる神経細胞を活発にさせます。それが覚醒を生むのです。また、ストレスや不安があると、自律神経のなかでも、アクティブモードの交感神経が活性化し、ストレスホルモンが分泌します。それによって、**オレキシンをつくる神経細胞が興奮することから眠れなくなる**のです。

ちなみに、空腹で目がさえて眠れなくなったり、満腹で眠くなったりするのも、オレキシンが関わっています。空腹で、血糖値が下がると、オレキシンをつくる神経細胞が活発になり、睡眠と覚醒のシーソーが、目が覚めた状態を維持しようと覚醒側に傾くのです。一方、食事のあとは、血中の糖分（血糖値）が上がります。その結果、オレキシンをつくる神経細胞を抑制するので、眠くなります。

覚醒と睡眠は、モチベーションや情動、ストレスだけでなく、栄養状態によっても大きく左右されるのです。

このように、不安やストレスがあって寝つけなくなるのは当たり前のことです。**眠れないことを悩まずに、不安やストレスを軽減することに目を向けてみてください。**

08

「最低7時間は睡眠をとる」は嘘

睡眠には個人差や年齢差があり、1人ひとりで最適な時間が異なります。

では、自分にとって最適な睡眠時間はどれくらいでしょうか？

1982年、アメリカの100万人以上を対象にした調査では、6・5〜7・4時間睡眠の死亡危険率がもっとも低いことが示されました。この調査結果を受けて、睡眠時間は7時間前後がベストだという考えが根強く浸透しています。

しかし、調査対象者が30〜102歳の男女と幅広く、睡眠時間もベッドでゴロゴロする時間も含まれている可能性が高いので、正確性に欠けています。つまり、**30歳以上の人が、病気をしないで寿命を延ばすのに、一番良い睡眠時間は7時間前後かもしれない**、と考えるべきです。ちなみに、認知機能を調べた実験では、睡眠時間「7時間」と「9時間」との比較でさえ、9時間睡眠のほうが認知機能は高かったという結果もあります。

また発明王のエジソンやフランス皇帝のナポレオンは短時間睡眠で有名ですが、アインシュタインは10時間以上眠っていたともいわれています。これら偉人の睡眠習慣から、自らの睡眠時間を導き出すのも早急です。近年ではメジャーリーグで活躍する大谷翔平選手がかなり長く睡眠をとっていることで有名ですが、パフォーマンスを発揮するために必要な睡眠時間を把握し、確保することで、偉業を成し遂げているのかもしれません。

自分の最適な睡眠時間を知るためにもっともわかりやすいのが、**昼間、眠気に襲われることなく、本来やるべき作業をしっかり行なうことができる**、ということです。あくまで、昼間を快適に過ごせるかどうかが、自分に適した睡眠時間の目安です。その目安の時間以上、無理に眠る必要はありません。

「目安の時間」とお伝えしましたが、**睡眠は融通が利きます。**あまり活動しなかった日には、睡眠時間が短くなるかもしれません。どうしてもいま成し遂げなければならない仕事があれば、眠りを犠牲にすることもあるでしょう。その場合でも、かなりの高い能力を発揮することができるはずです。もちろん、そのあとに「睡眠負債」を返済する必要がありますが、**睡眠時間は、柔軟に考えることも大事なポイント**です。

睡眠時間にこだわり、時間の短さや長さだけに気を配りすぎると、かえって眠りに悪影響を及ぼしかねません。自分にとって適正な睡眠時間は、昼間に眠気を感じないだけ眠れば良い――。そのぐらいの気軽な気持ちで考えておいたほうが良いでしょう。

第2章

睡眠学的に正しい眠りの法則

09

睡眠にゴールデンタイムはない！

「寝る子は育つ」ということわざがありますよね。これは科学的にも正しいです。ノンレム睡眠のなかでも、深いノンレム睡眠（N３）になると、脳の「下垂体」という器官から**「成長ホルモン」**が分泌されます。この成長ホルモンは細胞の分裂を促し、骨や筋肉を成長・発達させます。

成長ホルモンは、子ども時代の成長のためだけに働くわけではありません。**大人になっても分泌されており、全身の細胞の修復・再生を助けます。**新陳代謝だけでなく、疲労回復、免疫機能の維持などの働きもあります。また、成長ホルモンは「若返りホルモン」とも呼ばれ、肌の新陳代謝を活発にしたり、脂肪を分解したりします。

若返りホルモンには、根拠のない睡眠神話があります。「肌のゴールデンタイム」という言葉を聞いたことはありませんか？　「美容に影響を与える成長ホルモンの分泌は、午後10時から午前2時までで、その時間帯に睡眠をとろう」というものです。または「お肌のシンデレラタイム」という表現もあります。これらは科学的な根拠はありません。

たしかに成長ホルモンが寝ている間に分泌されることは間違いありません。ただし、分泌に時間帯は関係ありません。「午後10時から午前2時」という特定の時間帯ではなく、**最初の睡眠周期で現れる深いノンレム睡眠（N3）のときに、健康にも肌にも良い成長ホルモンは多く分泌される**のです。

ノンレム睡眠とレム睡眠の組み合わせを1つの周期とすると、通常、一晩寝ているときに、この周期を4〜5回繰り返します。ただし、ノンレム睡眠は起床に近づくにつれてだんだん浅くなるので、**もっとも深いノンレム睡眠が出るのは1回目のサイクル**なのです。

若い人ならば、深いノンレム睡眠が2回現れることもありますが、年齢を重ねていくと、眠りが全体的に浅くなります。大切なのは、**寝る時間帯よりも、きちんとした睡眠習慣をつくって、最初の睡眠サイクルでしっかり深いノンレム睡眠をとること。**あまりに寝る時間帯にこだわるのは、睡眠に悪影響を及ぼしかねません。

子どもだけでなく、大人の健康と美をサポートする成長ホルモンですが、いくら最初の深い睡眠時に多く分泌するといっても体内のリズムが整っていることが大前提です。ある日は早く寝て、次の日は夜更かしでは、体内のリズムが乱れて、成長ホルモンが思うように分泌しないことも心に留めておきましょう。

10

「夜の強い光」が体内時計を狂わせている

「眠りの質を高めたい」と考える方も多いでしょう。**睡眠の質は、夕食以降に浴びる光の量に大きく左右されます。**

私たちの体には、1日のリズムを生み出す仕組みである「体内時計」が備わっています。個人差もありますが、**体内時計の平均的な周期は24時間10分**ぐらいです。詳しくは、56ページで説明します。

体内時計には、脳の松果体《しょうかたい》という器官で分泌される**「メラトニン」**という（調整因子の）ホルモンが関係しています。メラトニンそのものに直接睡眠をコントロールする力はありませんが、分泌によって体内時計に働きかける結果、私たちの体を眠りに誘っています。

メラトニンは、とりわけ目から入る光によって分泌量が変わります。具体的には、光の多い昼間にはメラトニンの分泌量は少なく、光の少ない夜になると徐々に増えていくのです。実際に、メラトニンは睡眠中に分泌され、血中濃度がどんどん高くなります。

そもそも人間は、大昔から昼間に活動して、夜は睡眠をとる、昼行性の生き物です。

ところが現代社会ではどうでしょう？

夜でも街灯や蛍光灯がついていますし、スマートフォン（以下、スマホ）やパソコンのブルーライトが身近にあるなど、私たちは強い光に囲まれています。目から入る光は体内時計に間違った時刻情報を伝えることになるので、日が暮れても光を浴び続けることで**「視交叉上核《しこうさじょうかく》」**にあるマスタークロックに影響を与えてしまいます。

これにより、体内時計が後ろのほうにずれていきます。夕方以降になっても光を浴び続ける結果、体内時計が狂ってしまうのは、現代人の宿命なのかもしれません。

しかし睡眠にとっては、この現代の宿命は好ましくありません。**光の影響を少しでも防ぐためには、夕方以降は睡眠に向けた〝助走〟**だと認識することが大切です。飛行機にたとえると、日が沈んだあとは、眠りというフライトに向かうために滑走路に向かっている状態だと捉えることが、現代を生きる私たちにとって不可欠です。

睡眠への助走のために、**夕飯時の照明を落としてみる**のも1つの方法です。真っ暗にする必要はありません。欧米のホテルや雰囲気の良いレストランでは間接照明が使われていて、少し薄暗い感じがしますよね。その程度の明るさを意識してみましょう。

せめて、**直接、目に光が入らないように工夫してみてください。**部屋の明かりをオレンジなどの暖色系にすることもおすすめです。

できることなら、夕食後は寝るまでは強い光を浴びないようにしましょう。スマホやパソコンのモニターもできるだけ見ないほうが良いですが、どうしても見なくてはいけないのであれば暗めに設定してください。

質の良い睡眠を決めるのは、日が暮れてからの光を避ける行動といっても過言ではありません。

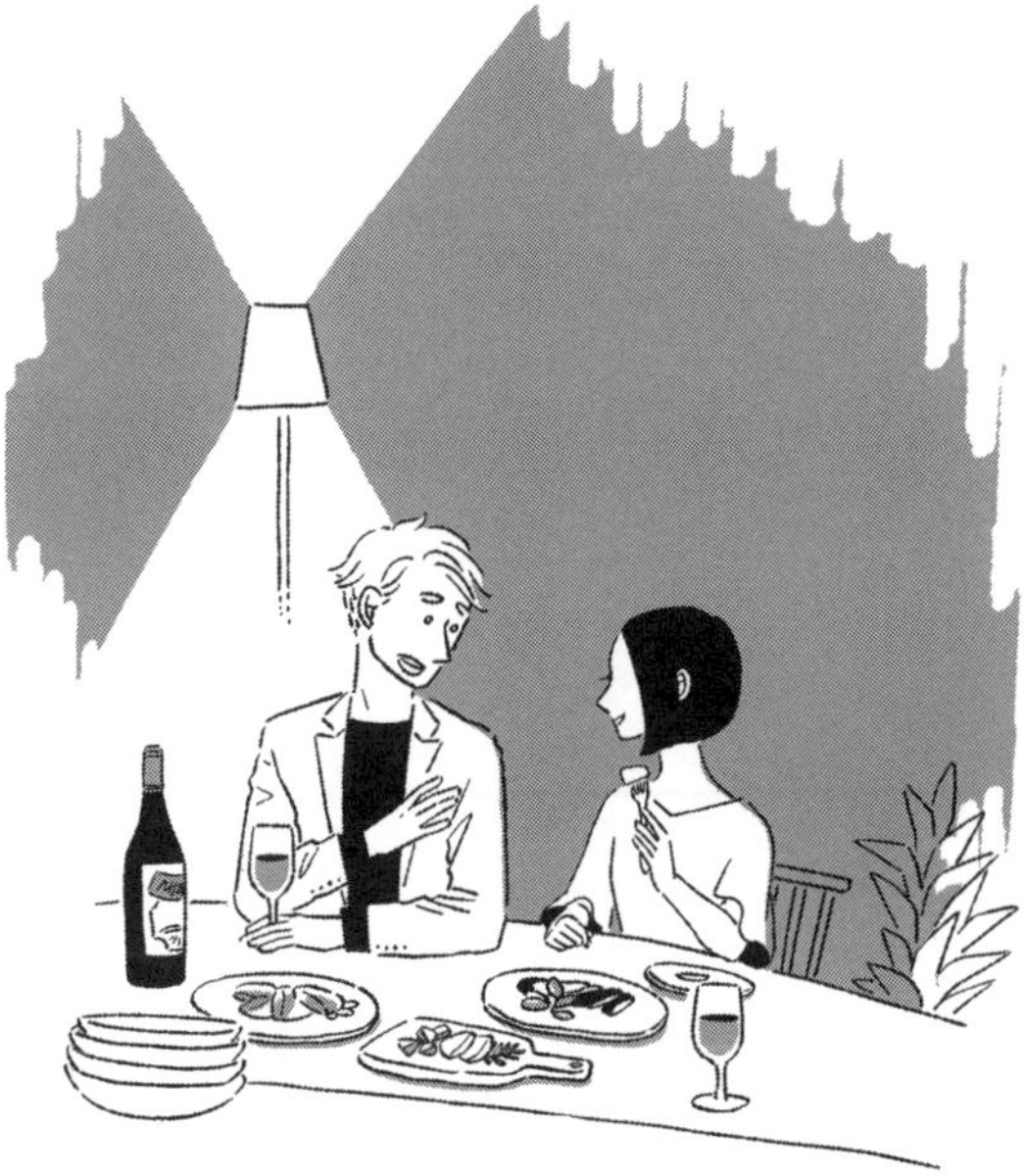

11

「90分周期」という睡眠神話

睡眠にはさまざまな誤解や、睡眠神話があります。

その1つが、「睡眠のサイクルは90分周期」というものです。目覚まし時計をセットするときに「90分単位」、「1時間半を1サイクル」で考える人がいます。また「3時間寝れば大丈夫」と思い込んでいる人もいます。

「神話なの？　私も実践しているのに……」と思った方もいるかもしれません。日中のパフォーマンスが低下しない、昼間に眠気が襲わないのであれば「90分周期」という睡眠神話を信じ続けても良いでしょう。たとえ非科学的ではあったとしても、自分にとって快適な睡眠が得られているのならば、さほど気にする必要はありません。

しかし、ふだんぐっすり眠れていないのに、この**「90分周期」にこだわりすぎてしまうと、かえって不眠に陥ってしまう可能性があります。**

すでに説明したように、睡眠の周期はノンレム睡眠とレム睡眠の組み合わせが1つのサイクルです。睡眠中は、このノンレム睡眠とレム睡眠の周期が繰り返されます。最初に訪れるのがノンレム睡眠で、N1、N2、N3の順で進み、その後、睡眠の深度は浅くなり、しばらくするとレム睡眠に移行します。その後、同じサイクルでノンレム睡眠、レム睡眠……と交互に繰り返していきます。ノンレム睡眠の深さは時間とともに浅くなり、レム睡眠の時間はだんだん長くなります。深いノンレム睡眠（N3）の人を起こそうと思ってもなかなか簡単ではありません。一方、レム睡眠の直後にみられる浅いノンレム睡眠の状態にある人を起こせば、スッキリ起きてくれます。ここまでは正しい知識です。

「90分周期」の睡眠神話は、1つの周期を90分として考え、3時間、4時間半、6時間……と「90分の倍数」で起きるとスッキリ目覚める——というものです。

睡眠の周期の長さは、個人差があるうえ、同じ人でも日によって違います。たとえば、同じ人でも1つの周期が60分の日もあれば、120分の日もあり、かなり幅があるのです。「90分周期」はあくまで平均値です。

睡眠が不足しがちな現代人にとっては、「90分」という時間にこだわるよりも、できるだけ長く睡眠をとったほうが有利です。また、周期を意識して快適な睡眠をとるためには、少なくとも最初に訪れるノンレム睡眠をしっかりとることが重要です。眠れていないときこそ、睡眠神話には惑わされないようにしましょう。

12

睡眠の質は温度と湿度で決まる

眠いのに、なかなか眠れない――。そんな悩みを抱える人のなかには、寝室の環境をないがしろにしている人も少なくありません。

実は、睡眠の質には温度と湿度が影響しています。睡眠中は、パソコンでいうと電源が入って動いているが、ネットにはつながっていない「オフライン」の状態です。自分ではどうすることもできない状態ですから、それを取り巻く環境づくりはとても重要です。

環境づくりのなかでも、**睡眠の質を高めるには、寝室の快適な温度と湿度が不可欠**です。暑すぎたり、寒すぎたり、湿度が高すぎたりすると、快適な睡眠が妨げられます。

とりわけ夏は、暑さに加えて湿度が高いため、睡眠中に目が覚める、寝つけない、汗をかくなどの寝苦しさを感じることも多いはずです。また冬は、寒さにより寝つきが悪くなったり、乾燥していることから体がかゆくなったりして眠りの邪魔をします。

「エアコンをつけっぱなしで寝ると体に悪い」と思っている人がいますが、それは都市伝説の1つです。とくに寝苦しい夏にはエアコンは欠かせません。タイマーを使ってエアコ

寝室の木材・木質と不眠症の関連性

寝室内で木材・木質がどの程度使われているか	たくさん使われている	やや使われている	使われていない
不眠症の疑い	25.3%	36.3%	39.8%

出典：森林研究・整備機構森林総合研究所、筑波大学より

ンを切っている人もいますが、ぐっすり眠るという観点からするとあまりおすすめしません。**室温は自分が心地よいと感じる温度に設定したり、風が体に直接当たらないようにしたりして、一晩中、エアコンをつけっぱなしにしたほうが良い**でしょう。

電気代が気になるかもしれませんが、最近のエアコンはかなり省エネですし、睡眠の質が下がることで仕事のパフォーマンスが低下したり、病気になるリスクと比べたら安いものです。

寝室の湿度についても、気を配ることが大切です。

上の表は、睡眠や住環境に関するアンケートの調査結果です。2020年に、森林研究・整

備機構森林総合研究所、筑波大学などの研究チームが、男女671人（平均年齢43・3歳）に実施した調査結果では、**寝室に木材・木質材料が「多い」と回答した人は、「少ない」と答えた人に比べて、不眠症の疑いがある人が少ない**ことが明らかになりました。また寝室に多くの木材などを使っている人は、寝室で安らぎや落ち着きを感じる割合が高いことも示されました。

たしかに木材をふんだんに使用した空間は心身を落ち着かせてくれます。さらに木材には湿度を調節する働きがあることも忘れてはいけません。

快適に感じる温度や湿度は人それぞれです。心地良く眠ることを最優先して、環境に適した温度や湿度にも注目してみてください。

13

1日のなかでもっとも眠れない「睡眠禁止帯」

「睡眠禁止帯」（Sleep Forbidden Zone）という言葉を知っていますか？　これは、**1日のなかでもっとも「眠れない」タイムゾーン**のことで、現代を生きる人にとって必須の知識です。

そのメカニズムを簡単に説明しましょう。

私たちが昼間は起きていて夜になると眠るのには、体内時計が関わっています。体内時計の働きのおかげで朝が近くなると、体のなかで覚醒、つまりは**「起きている状態をつくる力」**が大きくなります。そして、夕方からどんどん「起きている状態をつくる力」が強くなり、**ふだんの就寝時間の2時間前ごろにピーク**を迎えます。つまり日が落ちても、ある時間まで、体内時計は「眠らせない」リズムを刻んでいるのです。起きている時間が長くなるにつれて睡眠圧は増えていきますが、体内時計は「起きている状態をつくる力」を高くして睡眠圧に対抗しているのです。

体内時計による**「起きている状態をつくる力」は、起床後16時間を過ぎると弱くなり、**

睡眠圧

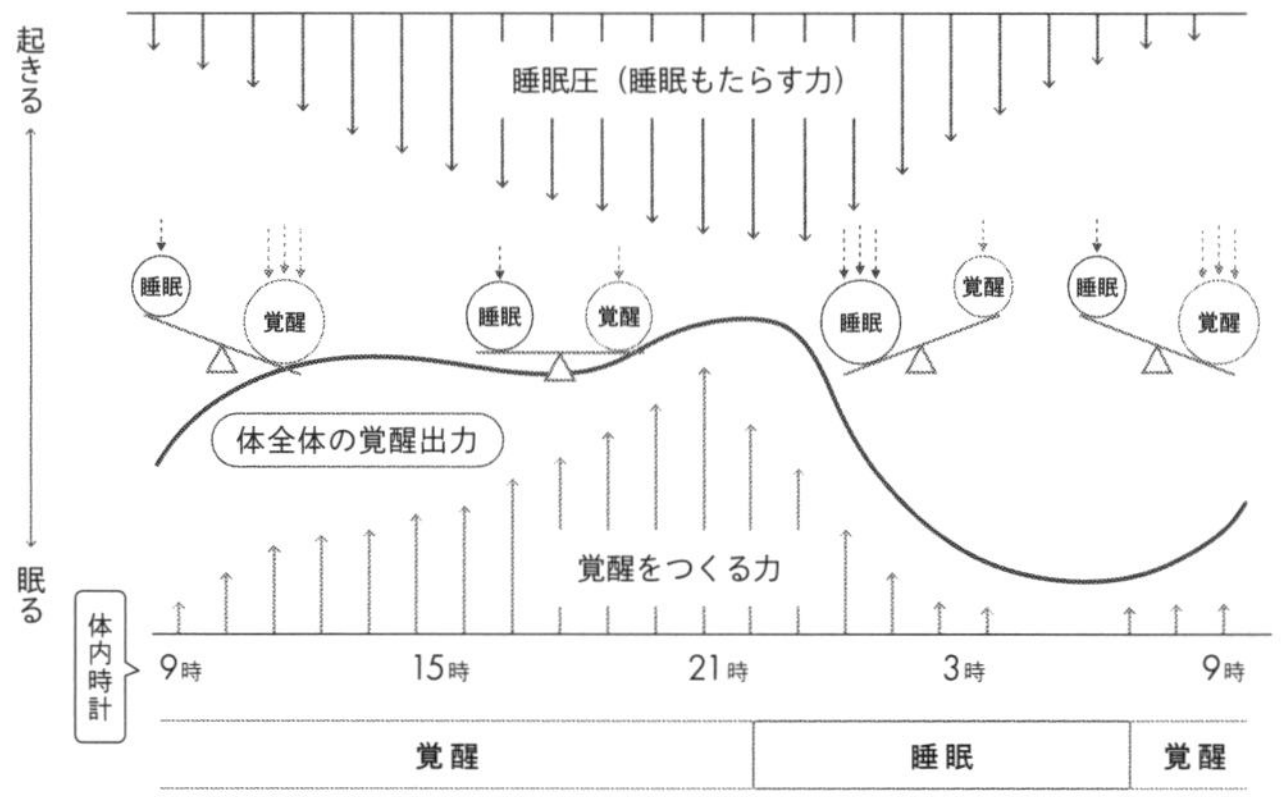

私たちは眠りにつきます。

つまり、ふだん23時に寝る人なら、その直前の20時から22時くらいにかけては、「起きている状態をつくる力」がもっとも高い睡眠禁止帯で、1日のなかでももっとも寝られないタイムゾーンでもあるのです。

次の日、いつもよりも早く起きなければいけないときに、ふだんよりも早めに寝ようとしても、なかなか寝つけない経験をしたことはありませんか？　それは、睡眠禁止帯に当たってしまったからです。

次の日の朝、早く起きなければいけないときでも、ふだんどおりの時間に寝る

のがベストです。たった1日の睡眠不足ならば、翌日の睡眠で解消できます。

大事なことは睡眠禁止帯に当たっているせいで眠れなかった経験を「なんで眠れないのだろう」と思い込まないようにすることです。**「眠れなかった」という経験をいかにつくらないかは、快適な睡眠習慣をつくるためのコツ**です。

やっかいなところは、この睡眠禁止帯が後ろにずれてしまうことです。大昔から人間に備わっている体内時計は、ほんの些細なことで狂うことがあります。たとえば、ベッドの上でスマホなどを見ることによる光の刺激や食事のタイミングによって体内時計が「夜型化」してしまうのです。

その結果、ふだんベッドに入る時間にまで睡眠禁止帯が入り込み、不眠症の温床になります。眠るタイミングは、体内時計が決めています。乱れた体内時計の調整も、56ページで詳しく説明しますが、体内時計が時を刻む「声」を聞くとともに、体内時計が乱れてもリセットできるような術を身につけることが肝心です。

14

眠ろうとしてもなかなか眠れなかったらベッドから出る

「眠れない」という体験は、多くの人が思っている以上に、快適な睡眠を大きく阻害します。とくに、寝室で眠れないという経験を繰り返していくうちに、寝室は〝眠れない部屋〟という記憶が無意識のうちにできてしまい、それが「今日も眠れないんじゃないか」という不安を生み、さらなる〝不眠の悪循環〟を招きます。

それほどまでに重要な**寝室は、いっそのこと寝るとき以外使わない部屋**と考えておいたほうが良いでしょう。ワンルームに住んでいる人は、ベッドを寝室と考えると良いです。大切なことは、**寝室（ベッド）で眠れた、という成功体験をいかに積み上げていくか**、ということです。

規則正しい生活が健康には良いとされていますが、睡眠は思いのほか寛容です。多少の寝不足は、翌日の睡眠で取り戻すことが十分可能です。いつも決まった時間にすんなり就寝できている人は気にする必要はありませんが、「眠れない」と悩んでいる人は、睡眠の〝懐の深さ〟に甘えてしまうこともときには必要です。

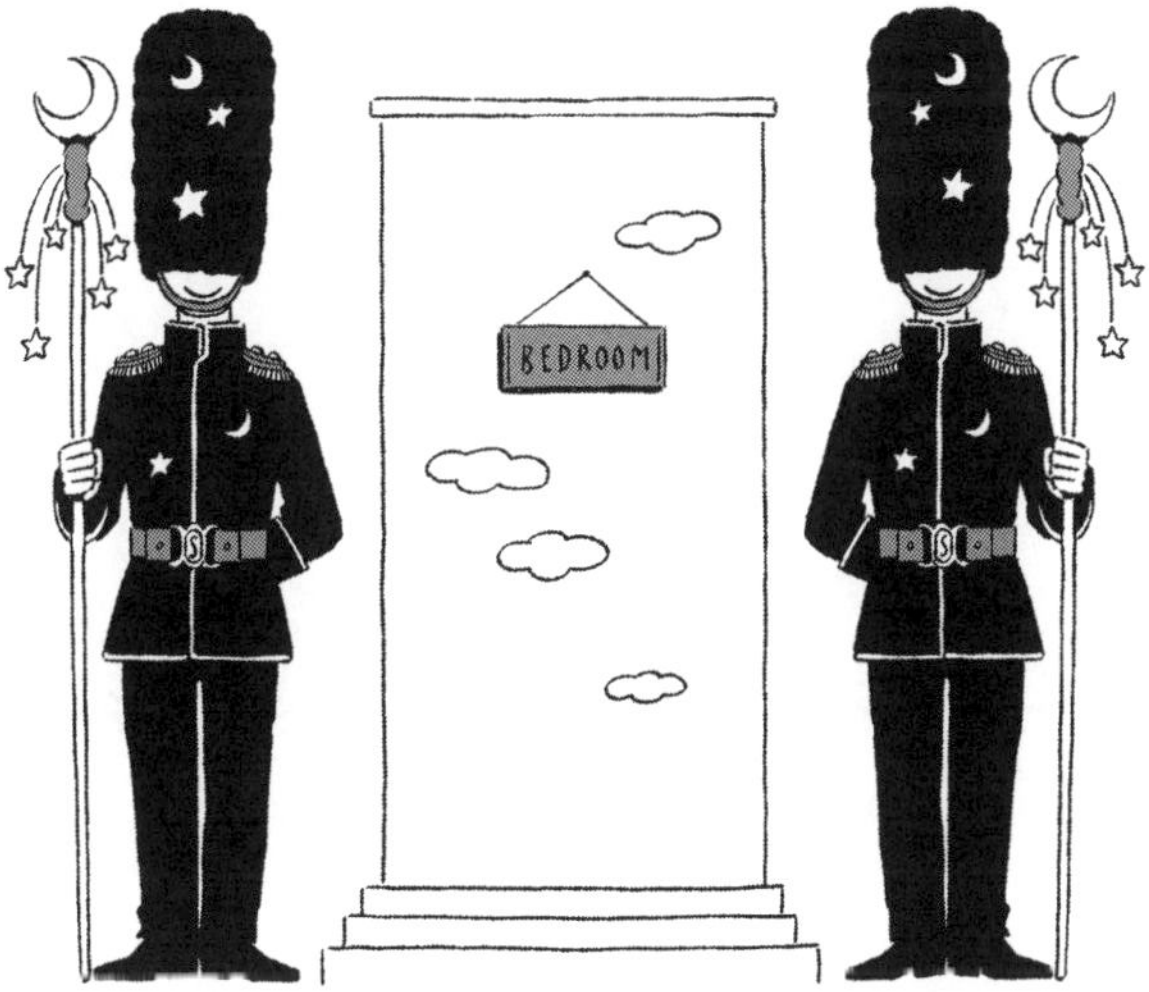
BEDROOM

いつも眠くなる時間なのに、眠気が起きない場合は、体内時計が多少乱れて、「いまは睡眠禁止帯なのかも」と気軽に構えておくことです。

寝つけないときベッドのなかで〝なぜ眠れないの？〟と悶々と考えるのは避けてください。「眠れない」という不安や「寝ないといけない」というプレッシャーが、かえって感情を高め、脳や体は、ますます起きている状態に近づくようになります。

眠くなるのを待ってから寝室に行ったとしても、ベッドに入って長い時間寝つけなかったら、ベッドから出て、居間に戻ってしまいましょう。「そのうち眠くなるよ」と思いながら、居間で思索にふけるなり、本を読むなりすれば良いのです。そして、また眠くなったら寝室（寝床）に行くことを繰り返せば、眠気は溜まっているので、スムーズに睡眠に入れるはずです。

当たり前のことかもしれませんが、寝室（寝床）は、眠るためのもので、「眠れない部屋」という嫌な思い出をつくる場ではありません。大事なことは、「眠れた」という成功体験を積むことです。

15

睡眠中は話し声も騒音レベルに感じる

ＹｏｕＴｕｂｅを見ながら、または音楽を聴きながら、いつもぐっすり眠れているという人は、これからの話は気にしなくても良いかもしれません。しかし、それらをあたかも快適な安眠を得るための方法だと言いふらしたりするのはやめてください。

そもそも眠りにつくには、**「安心という環境」**がつくられているかどうかがポイントになります。どういう状況が安心かは、人それぞれ違います。

寝室（ベッド）を「眠れた」という成功体験を積み重ねる場にするためには、温度や湿度とともに**暗くて、静かという「安心」**もとても大切です。

眠っているとはいえ、脳は動いています。光や音の刺激があると、「ここは危険。起きて対応しろ」と脳がさまざまなところに誤った指令を出してしまい、その結果、眠れなくなることがあります。

たとえば、**寝室の照明はできるだけ暗くする**ことが重要です。**30ルクス以上の明るい光は、睡眠の質を悪化**させ、ぐっすり眠ることの妨げになります。ちなみに、ろうそくの明かりは10ルクス（20㎝離れた場合）程度、通常の居間の明るさは100ルクス以上もあります。防犯上、部屋を明るくしておきたいという人は、アイマスクを利用しても良いでしょう。寝室は最小限の明るさにとどめることがポイントです。

また、ベッドでは、音の刺激も遠ざけておきたいものです。

私たちの**睡眠に影響を与える騒音は40デジベル以上**といわれています。私たちのふだんの話し声で50デシベル程度ありますから、起きているときは何とも思わない音でも、睡眠中は、脳が不安を感じてしまうことがあるのです。

YouTubeを開くと「安眠のための」、「快適な睡眠のための」などの動画が山ほどあります。それを観たり聴いたりしながらでも、しっかり睡眠がとれて翌日にも眠くならずにパフォーマンスを保つことができていれば問題ありません。なかにはテレビをつけっぱなしにしたり、音楽を聴いたりしながら〝寝落ち〟するのを楽しみにしている人もいるでしょう。それで眠ることができているのなら大丈夫。そのまま続けてください。

しかし**「いつも眠れない」「日中のパフォーマンスが悪い」と感じていたら寝室（ベッド）に安心が足りていない**のかもしれません。照明を切るか、できるだけ暗くする。音楽などは止めて静かな環境をつくる。そんなところからはじめてみてください。

16

「寝ないで済む」特効薬は絶対にない！

「忙しくて時間が足りない！　寝ないでもいつもどおり生活できる人に憧れる」という声を聞くことがあります。結論からお伝えすると、「寝ないで済む」ことは絶対にありません。その発想自体が間違っていると言わざるを得ません。

アメリカの国防総省は「体内時間」や「睡眠医学」の研究に大きな出資をしており、少ない睡眠時間で認知機能を満たすことが可能か、についても熱心に研究を進めました。

２００７年に、国防総省の国防高等研究計画庁から資金提供を受けた研究チームが、30～36時間眠らせなかったサルに、睡眠と覚醒の切り替えに関わる脳内物質「オレキシン」を鼻に噴霧《ふんむ》する実験を行ないました。その結果、サルの睡眠不足が解消され、認知テストでも睡眠の足りているサルと同じスコアを記録したと報告したのです。この報告はオレキシンの効果が及ぼす仕組みが不明確だったため、多くの研究者は懐疑的に見ていました。

ところが眠気に悩まされている現代人からは「寝ないで済むならすごい！」「睡眠の代用になる薬！」など大きな話題を集めました。しかし、オレキシンを鼻腔に投与しても脳に入ることは決してありません。そして、繰り返しになりますが**「寝ないで済む」ことは絶対にありません。**たとえ無理やり起きている状態を維持したとしても、その後脳機能に障害が出ることは明らかです。事実、私たちの研究で、オレキシンを持続的に発現させたマウスでも、やがては眠りにつくことがわかっています。

睡眠は、人間の長い進化の歴史でも省略することができなかった、きわめて重要な機能です。これは人間だけではありません。哺乳類や魚類はもちろんのこと、脳がないクラゲなどの生物も睡眠と呼べるような休息時間があります。神経系を「オフライン化」して、メンテナンスをしているのです。

いずれにしろ、**睡眠には「寝ないで済む」よりも、確実に大きな利点がある**のです。

私たちの脳や体には、夕日で眠気を誘い、日が沈んだら眠りにつく――永遠と営まれてきた「システム」があります。それを変えることは容易ではありません。たとえ24時間眠らない街に暮らしていても、システムがそれに合わせてくれるわけではありません。

日暮れとともに就寝するなど、今の時代には非現実的ですが、このシステムを知っておくことは睡眠で悩んでいる人にとっては「指針」になります。私たちの脳と体には「夕日で眠気を誘い、日が沈んで眠くなる」というレガシーが刻まれているのです。

第3章

免疫力を高める睡眠学

17

体内時計の不思議なメカニズム

これまでも何度も登場している「体内時計」について、ここではその整え方をご紹介します。

第2章でも説明したとおり、体内時計は「光の刺激」と深い関わりがあります。体内時計は、人類がまだ火を使っていないころから私たちに備わっているシステムです。文明が発達して、たき火からろうそく、電球や蛍光灯と夜が明るくなっても、体内時計は古代から変わらず、1日およそ24時間10分の周期で時を刻んで、太陽が出ている昼は起きて、日が沈んだ夜は寝るというリズムをつくってきました。

私たちに備わっている体内時計にとって、現代のように夜が光に包まれている状況は想定外なことでした。まして、飛行機に乗って短時間で、生活時間帯の違う海外に行くことなど考えてもいないのです。**「文明や科学技術の発展」と「人間に本来備わっているシステム」には、そもそもギャップがある**のです。そのため、現代を生きるうえで**睡眠の質を高めるには体内時計の仕組みを知ることがとても重要**です。

視神経が交差する部分のほぼ真上、視床下部のなかにある大きさ1ミリほどの**「視交叉上核」にあるのが体内時計（中枢時計）**です。光の刺激により調整される体内時計は、ほぼ24時間周期で刻まれていますが、実社会の時計のようにぴったり24時間ではありません。個人差もありますが、多くの場合、24時間より少し長く設定されています。

「生活時間との差が生じると、体内時計がずれていくのでは？」と考えてしまいますよね。しかし、実際には**体内時計に届いた光の情報、いわゆる起床後に浴びる朝の光によって時計の時刻は修正されます。**

どうして朝の光を浴びると体内時計が修正されるのかを、簡単に説明しましょう。

視交叉上核にある体内時計は、時刻ごとに生命活動を適切に制御していて、たとえば私たちのような昼行性の動物の場合、昼間に覚醒レベルを上げて、夜は睡眠をとるように働きかけています。

また、人間の体内に約38兆ある細胞1つひとつにも時間を刻むシステムが存在しています（生殖細胞を除く）。臓器や皮膚、骨、筋肉、脂肪といったそれぞれの細胞には**「時計遺伝子」**が備わっていて、この時計遺伝子が1997年に哺乳類にもあることが発見されたことで、脳だけでなく全身でリズムを刻むことが明らかになりました。

全身の細胞に備わっている時計はいわば「サブクロック」で、それを同調させているのが視交叉上核の体内時計、つまりは「マスタークロック」です。視交叉上核が司令塔になって、全身の細胞に向けて時報を伝えていると考えても良いでしょう。マスタークロックが「朝6時」だと刻を告げれば、サブクロックに「朝6時だ」という情報が伝わり活動をはじめるのです。

体内時計は文明や科学技術の発展などに惑わされずに淡々とリズムを刻み、睡眠と覚醒を含む生命活動を支配しつつも、多少は柔軟に対応してくれます。たとえば徹夜をしたり、休日に睡眠を長くとったりするなど、私たちは体内時計の支配を超えて、生活することもできます。

朝一番の光は、目の網膜にある光を感知する「メラノプシン」というたんぱく質を経由して、光の情報として視交叉上核に取り入れられることで、マスタークロックの時刻合わせをしてくれます。さらに全身の細胞にある時計遺伝子（サブクロック）を同調させます。その結果、脳と体は、地球の自転に合わせて再び約24時間のリズムを刻みはじめるのです。

これには、季節によって変化する日の出の時間も影響しています。**昼と夜の長さが変わるため、朝の光によって毎日リセットすることで柔軟に対応している**のです。

また体内時計は午前中に光を浴びると前にずれ、午後からの光の刺激で後ろにずれるような調整も行なっています。とくに、午前中の明るい光は、夜が明るい社会のなかで遅れがちな体内時計を整えてくれる効果が高いのです。何とも便利な機能ですよね！

体内時計は光によって修正できるのですが、生活リズムの乱れによって体内時計も乱れたままの人も多いのが実情です。**体内時計が乱れたままだと免疫機能に影響を与えます。**たとえば、交代勤務をするシフトワーカーは、そうでない人に比べてがんを発症するリスクが高いという複数の研究報告があります。ただし、どの研究でもサンプル数が少ないため、はっきりしたことはわかっていません。とはいえ、がん細胞は毎日生まれていますが、体の免疫機能が「がんの芽」を摘むように日々排除しているため、がんにならずに済んでいます。このことから体内時計の乱れが関わっている可能性も否定はできません。

現代社会で暮らすなかで、大切なことは体内時計の乱れを最小限にすることです。そこで、**朝起きたらカーテンを開けて体内時計をリセット**させましょう。たとえ雨の日でも大丈夫。晴天（1万～10万ルクス）に比べると雨天時は3000～5000ルクスほどと照度は低くなりますが、体内時計を整えるには十分な刺激になるでしょう。

18

睡眠のベストタイミングはいつ？

赤ちゃんは、寝る直前に手足がポカポカと温かくなります。これは、体のなかの熱を手足から逃がして**「深部体温」**を下げているためです。

深部体温とは体内の温度です。体温といえば、わきの下で測る**「皮膚体温」**がよく使われますが、深部体温は主に直腸で測ります。脳を含めた**体内の体温（深部体温）は皮膚体温より1〜3度ほど高くなっています**。

この深部体温と睡眠とは深い関係で結ばれています。

昼間は脳や体は活動的に動いているため、深部体温が高くなっています。車が走っているとエンジンの温度が上がりますが、それと同じです。深部体温は一般的に、21時ごろにもっとも高くなり、その後、徐々に下がりはじめます。この**深部体温が少しずつ下がっていくときが睡眠に入る最適なタイミング**です。

深部体温を下げる役割を担うのは「血液」です。私たちの体には、酸素や栄養を運ぶ血液の通り道、「血管」が張り巡らされています。血管の99％は「毛細血管」です。**毛細血**

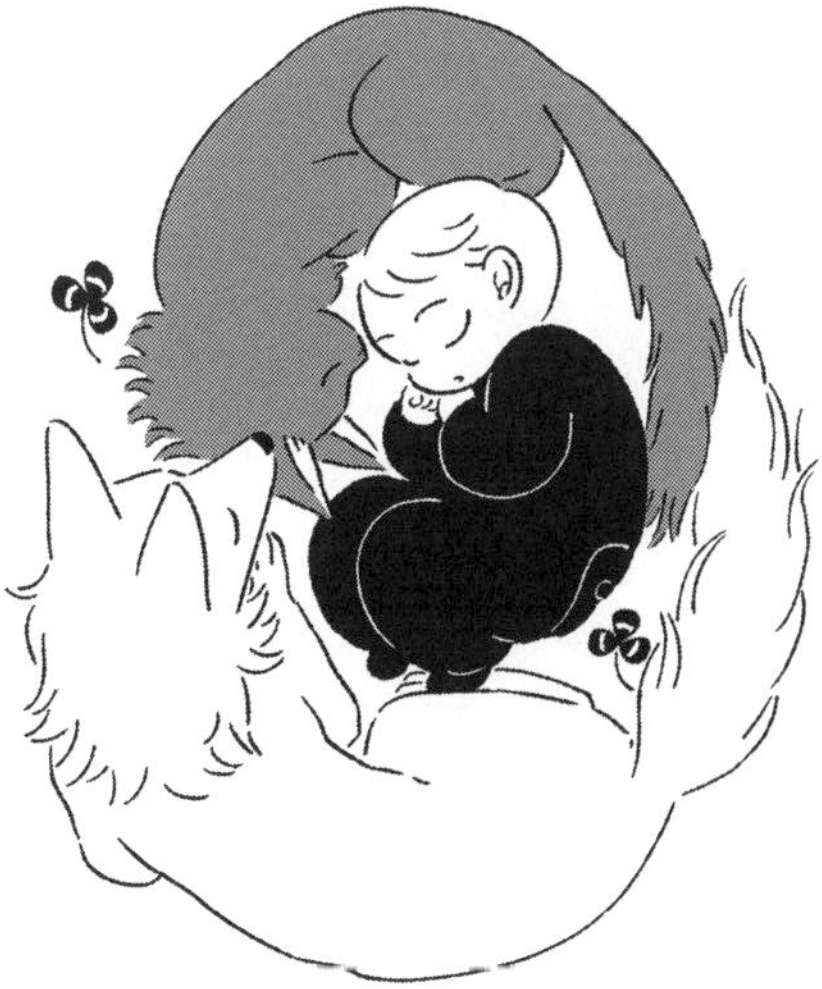

管を流れる血液は、酸素と栄養だけでなく「熱」も運搬します。手足の毛細血管は、車にたとえると、熱くなったエンジンを冷ますラジエーターのようなもの。血液の流れによって運ばれてきた深部の熱を手足から放出しているのです。

指先や足先が冷たくて眠れないという話をよく耳にします。これは手足を流れる毛細血管が収縮して熱を逃さないようにしているため熱放散ができず、深部体温でも脳の体温が下げられないからです。なかには靴下を履いて寝ている人もいますが、足からの放熱が妨げられるため、温まったら脱ぐようにしましょう。

深部体温が高いままだと、眠れなくなることはたしかですが、とにかく下げれば良いという単純な話でもありません。皮膚体温が上がり深部体温が下がっていくことによる**体の表面となかの体温の差が縮まったときに入眠しやすい**ともいわれています。また**手足が温かくなって熱放散が起こると、睡眠の質が高まる**という研究報告もあります。

深部体温の調整には、入浴が有効です。ただし、就寝直前に熱すぎるお風呂に長時間入るのは、深部体温を高めすぎて入眠しにくくなってしまうため好ましくありません。**就寝の2時間ぐらい前に入浴すると、**自然に深部体温が下がってきたタイミングで就寝できます。

19

ぬるめのお風呂に15分以上入る

入浴と睡眠は、とても相性が良いことがわかっています。

入浴のポイントは、前の節でも出てきた「深部体温」を上げることです。だとしとたら熱いお風呂がいいと思うかもしれません。ところが、睡眠を考えるとおすすめできません。

熱いお風呂に入れば、体の表面はたしかに温まるかもしれませんが、深部体温は思ったほど上がっていません。料理で揚げ物をしたときに、高温の油では食材のなかまで火が通っていないことがあります。それと同じで、体の芯までは温まっていないのです。

38〜40度ほどの湯船に、少なくとも15分以上、時間をかけて入浴することで、いつもより深部体温は上がっていきます。そうすることで今度は、体が深部体温を大きく下げるように働き出すのです。上がったり、下がったり、忙しいですね。実は、私たちの体には、体内を一定に保つ**「恒常性」**という仕組みがあります。恒常性によって、気温が上がったり下がったりしても、体温がほぼ一定に保たれているのです。

ゆっくり入浴して体温がいつもより上がると、恒常性の機能が働き、脳が「深部体温を下げろ」という指令を出します。それにより毛細血管が開いて、主に手足から熱放散が促されるのです。

入浴後しばらくして、手足がポカポカと温かくなってくれば睡眠の準備が整ったサインです。深部体温が手足からどんどん放散されているのです。

また、入浴で上昇した深部体温は1時間半から2時間ほどかけて下がっていきます。そこで「入浴は就寝の2時間前」といわれ、このタイミングでベッドに向かうことで自然と眠りにつくことができます。

良い睡眠中には、体の内部の熱を外に逃して、深部体温がもっとも下がります。なかには体が冷えて眠れないからと、布団のなかに湯たんぽを入れたり、電気毛布を使ったりする人もいます。手足の末端を温めて放熱を促すという意味では有効ですが、ずっと温め続けていると、いつまでたっても放熱ができません。途中で目が覚めてしまうこともあり、睡眠の質を落としてしまうこともあるのです。

良質な睡眠には、適切な入浴がとても有効です。ゆっくり湯船につかることでリラックスでき、睡眠を阻害するストレスや不安を軽減する効果もあるでしょう。

20 いつも決まった時間に空腹を感じる「食餌同期性リズム」

「毎日遅くまで仕事をしている」「家では子ども優先で自分のことは後回し」……。そんな理由で夕食時間がいつも遅いという人も少なくありません。なかには、遅い夕食のあとはすぐに寝てしまうという人もいるでしょう。

寝る前に食べる習慣がついてしまうと**「食餌《しょくじ》同期性リズム」**が働き、その時間に覚醒レベル、つまり起きている状態を維持する力が働いて眠れなくなってしまいます。

食餌同期性リズムとは、**食事の時間が近づくだけで空腹を感じるとともに覚醒を促すこと**です。夜行性のマウスやラットに昼間の短い時間にだけ食事を与えた実験では、本来寝ている時間なのに、食事の時間が近づくと起きて活動しはじめます。人間でも、昼が近づくと食事がしたくなったり、夕方になると何か食べたくなったりするように、同じことが起こります。

これは、お腹が空いたという理由だけではなく、いつも決まった時間に食事を摂る習慣により、その時間が近づくと空腹を感じてしまうからです。体内時計は光の刺激に加えて、食事のタイミングも深く関わっており、夕食をとる時間が遅くなると、体内時計も合わせて後ろにずれてしまうのです。また、夕食をとってすぐに横になると、消化されていない胃の食べ物が逆流する「逆流性食道炎」の原因にもなります。

一方で、空腹のままでベッドに入って「お腹が空きすぎて眠れない」という経験をしたことがある人もいるでしょう。あまりに空腹だと血糖値が下がります。起きている状態を安定化する脳内の神経伝達物質「オレキシン」は血糖値の影響を受けるので、**食事に含まれる炭水化物などによって変動する血糖値が下がるとオレキシンをつくる神経細胞が働き出します。**その結果、オレキシンの作用で働く神経細胞が、さまざまな体の内外の情報を統合して「起きておいたほうが良い」と判断して覚醒へと導くのです。

そもそも空腹で眠れないのは、人間に限らず生き物にとっては当たり前の反応です。野生動物をイメージしてください。お腹が空いたまま眠ってしまうと、そのまま死んでしまう危険があります。飢餓状態に陥りそうになったら寝ている場合でなく、エサを探しに行くために、起きている状態を維持する必要があるのです。

睡眠を改善するには、夕食の習慣を見直してみてください。

21

どうしてカフェインをとると眠れなくなるのか？

「カフェインをとると、眠れなくなる」ことは有名な話です。カフェインは、コーヒーや紅茶、緑茶、チョコレートにも含まれていて、なかでも玉露には、コーヒーよりも多いカフェインが含まれています。では、なぜカフェインが眠りを妨げるのでしょうか？

そこには、**「アデノシン」**という物質の特性が深く関わっています。第1章（22ページ）でも登場した物質ですね。

第1章でも紹介したとおり、アデノシンは、脳のなかで眠りを促す睡眠物質の1つです。あらゆる細胞にとってのエネルギー源で生命活動の燃料といわれる「ATP」が分解されると出てくる物質です。

脳は、全身の組織や臓器のなかでも、もっともエネルギーを消費します。とりわけ起きている間は絶えず使われているため、ATPを大量に消費して、その分解物であるアデノシンが蓄積されていきます。このアデノシンを、脳の「側坐核《そくざかく》」にある、アデノシンの受容体をもつ神経細胞が受け取ると、眠気が誘導されます。わかりやすくいうと、アデノシンが「鍵」ならば、それに合った「鍵穴」をもつ神経細胞があり、**鍵穴（神経細胞）に鍵（アデノシン）が差し込まれることで眠気が起こるのです。**

このアデノシンとカフェインは、化学構造がよく似ています。平たくいうと、カフェインはアデノシンの「鍵」の形と近いのです。カフェインを摂取すると血中から脳に届けられて、**アデノシンが差し込まれるはずの「鍵穴」を、カフェインがブロック**してしまいます。つまり、アデノシンが溜まってきても、神経細胞の受容体と結合できずに、結果的に眠りの誘導が妨げられるのです。

このようにアデノシンが脳のなかで働く過程を阻害する、**カフェインの覚醒作用は4時間ほど**といわれています。

また覚醒作用も個人差がありますが、コーヒーを飲んでもふつうに睡眠できる人は良いでしょうが、日ごろ、眠れなくて困っている人は、夕方以降はコーヒーやお茶を控えるに越したことはありません。また夕食後にデザートを食べるときは、チョコレートやチョコレート菓子を避けたほうが、カフェインの影響を受けにくいでしょう。

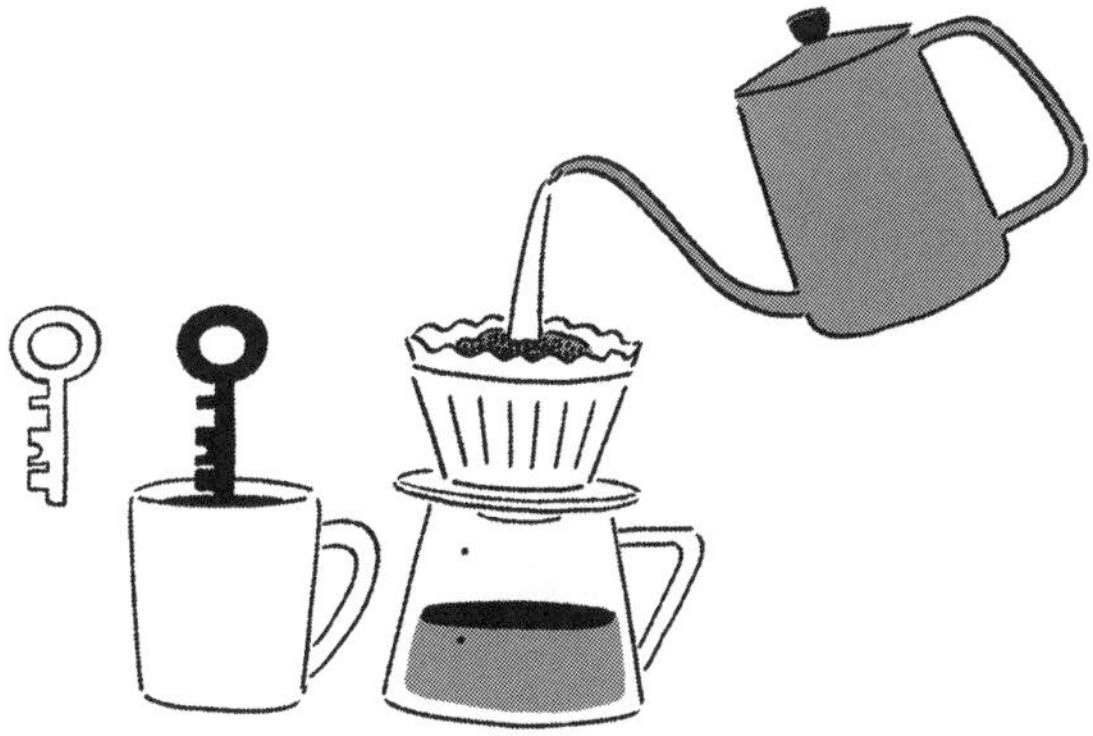

22

乳酸菌飲料を飲むと睡眠の質が向上する!?

毎日の食生活を気にかけることで、睡眠の質は大きく改善する可能性が高まります。これには**「腸内細菌」**が関わっています。

私たちの腸には、1000種類以上、40兆個以上の腸内細菌がいます。これら腸内細菌は、人間の都合で、いわゆる善玉菌、悪玉菌、日和見菌《ひよりみきん》という名前で分けられており、さまざまな細菌がバランスをとりながら、腸内環境を形づくっています。

腸内環境のバランスは、3〜5歳で決まり、その後、食生活や生活習慣、喫煙やアルコール、抗生物質の過剰な摂取などによって人によって大きく異なってきます。

人間と共存して健康や長寿に深く関わっていることが知られる**腸内細菌の主な働きは「守る」と「つくる」**です。守るとは、腸にいる免疫細胞を活性化させてウイルスや菌などから体を守る役目。つくるとは、私たちが食べた炭水化物などをエサにして、ビタミンや短鎖脂肪酸など体に良い物質へとつくり変える役目です。神経伝達物質の一種で気分や意欲をコントロールしている「セロトニン」の一部も腸内細菌からつくられています。

2020年、筑波大学と慶應義塾大学の研究チームが、抗生物質を与えて腸内細菌を除去したマウスと通常のマウスの睡眠の質を比較する実験を行ないました。

その結果、**腸内細菌を除去したマウスは、睡眠時のノンレム睡眠が減りました。**さらに、活動がさかんな時間帯なのに起きている時間が減少したり、ノンレム睡眠に入ることが多くなったりしたことが明らかになりました。本来なら起きている時間帯に、脳や体の活動を抑制するノンレム睡眠が多く現れるのは明らかに異常です。**睡眠と起きている状態のリズムが崩れて、昼夜のメリハリが弱くなっていたことがわかりました。**

また、腸内細菌を除去したマウスを調べたところ、通常のマウスよりもセロトニンなど114種類の物質が減少していたことも判明したのです。これらの物質をつくり出す腸内細菌がいなくなったことが睡眠に影響を与えたことは間違いないでしょう。

昨今、乳酸菌飲料と睡眠の関係が注目されています。ヤクルトと徳島大学が行なった共同研究では、94人の大学生を対象に「乳酸菌飲料を飲んだグループ」と、「乳酸菌飲料を飲まなかったグループ」に分けて、11週間にわたり睡眠の影響を調べました。

その結果、乳酸菌飲料を飲まなかったグループは、もっとも深いノンレム睡眠（N3）の時間が短くなり、**乳酸菌飲料を飲んだグループは、N3の時間が短くならなかった**ことが示されました。この研究報告から、**乳酸菌が腸内環境のバランスを改善したことで睡眠の質が高くなった**ことが考えられます。

乳酸菌が、腸内環境に良いことはよく知られていますよね。では、どうして腸内環境に良いのでしょうか？

このように質問すると、「食べ物や飲み物から摂取した乳酸菌が腸に住みついて、腸内環境のバランスを整えている」と答える人がいますが、実はそうではありません。摂取した乳酸菌は腸を素通りするだけです。住みつくことはありません。腸を通過するときに、何かしらの腸内細菌に働きかけを行なっているようです。つまり、**腸内細菌にとって乳酸菌は、ときどき現れるサポーターのようなもの。そのため、日々、乳酸菌を摂取して、絶え間なく腸内細菌を応援してもらうことが重要**です。

毎日、しっかり寝ているのに、日中の倦怠感があるなど、睡眠の質が低下している人は、栄養バランスのとれた食事に、乳酸菌など腸内細菌が喜ぶ栄養素を少しプラスするような習慣をはじめてみたらどうでしょうか。

また、**体内時計も「食事の刺激」によっても整えることが可能**です。いつも同じ時刻に食事を摂ることで、その時間帯になるとお腹が空く「食餌同期性リズム」を利用しましょう。「食事の刺激」はマスタークロックの同調とは別のルートで、全身の細胞のサブクロックのリズムを刻みはじめます。

食事のなかでも、とりわけ朝食は有効です。光を浴びて体内時計のマスタークロックをリセットしたうえで、朝食をとり、あらゆる細胞のサブクロックを調整することで脳と体が、最適なリズムを刻みます。

厚生労働省の「国民健康・栄養調査」（令和元年）によると、20～29歳の朝食の欠食率（菓子や果物、サプリメントの摂取を含む）は23％で、30～39歳で24・6％と、驚くべきことに4人に1人ほどは朝食を食べていません。

体内時計をコントロールするうえで朝食はカギを握っています。夜眠れないと悩んでいる人は、朝の食事をとる習慣をつけることをおすすめします。

23

万人に有効な入眠儀式はない！

あなたには「眠るためのルーティン＝入眠儀式」がありますか？

眠れないときに「羊が1匹、羊が2匹……と数える」という人がいますが、羊を数えることで眠れない不安から気をそらすことができれば、有効な入眠の儀式です。しかし、なかには、「羊を200も数えたのにまだ眠れない」とかえって気持ちが焦り、不安が増大して頭もさえてきた……なんて経験がある人もいるのではないでしょうか？

そもそも「羊を数える」は英語圏ではじまった文化です。英語で羊は「Sheep」で、眠るの「Sleep」と音が似ていて、広い牧草地にいる羊をイメージすることでリラックスできることで睡眠に誘うようですが、英語圏以外の人にはあまり効果がないと考えられます。

ベッドに本や漫画、スマホを持ち込まないと眠れないという人も少なくありません。とくにスマホをベッドに持ち込む現代人は多く、8割以上に及ぶともいわれています。本来、**寝る以外の行動はベッドの外で行なう**——というのが大原則です。**ベッドで本を読んだ**

り、スマホを触ったりしていると、ベッドは「本を読む場所」「動画を見る場所」として脳が認識します。脳は行動と場所をセットで記憶しているので、寝床に入ったら同じ行動をとろうと準備します。

その結果、疲れていて何もしないで寝ようとしたときでも、スマホの動画を見たり、漫画を読んだりする〝スイッチ〟が入ってしまうのです。ふだん眠れない人や昼間に強い眠気に襲われてパフォーマンスが落ちてしまう人は、本や漫画、スマホなどを寝室（ベッド）へ持ち込むことはやめたほうが良いでしょう。

しかし、スマホ依存症の現代人にスマホをベッドに持ち込むことを禁止すると、かえって不安が生じてしまうこともあります。**どうしても持ち込まないと安心できないという人は、持ち込み方だけでも見直しましょう。**

スマホは、強い光を発するので体内時計を乱してしまうだけでなく、コンテンツや操作にも注意が必要です。ＹｏｕＴｕｂｅの動画を探しはじめたり、ＳＮＳで「いいね！」を押したり、文字を入力したりしていると、不安や焦燥感を促す「ノルアドレナリン」が分泌して、脳を覚醒させます。

また、**本や漫画ならば、難しすぎる内容のものか、逆に、思いっきり簡単な内容が良い**

とされています。脳の覚醒レベルが上がるものは避け、気持ちが落ち着くものがおすすめです。

寝室で本や漫画を読もうと、スマホに触れて動画を見たりＳＮＳを楽しんだりしても、寝ようと思ったら眠れるのなら、まったく気にする必要はありません。

睡眠に誘うルーティンは人それぞれです。万人に有効なものはありません。しかし、眠れないと悩んでいて、本やスマホをベッドに持ち込むことを習慣にしている人は、可能であればその入眠儀式をあらためることがおすすめです。

睡眠にとって理想的なのは、「快適な室温の寝室を暗くして横になり、布団をかけて目をつむる」ことそのものを、入眠儀式とすることだと思います。

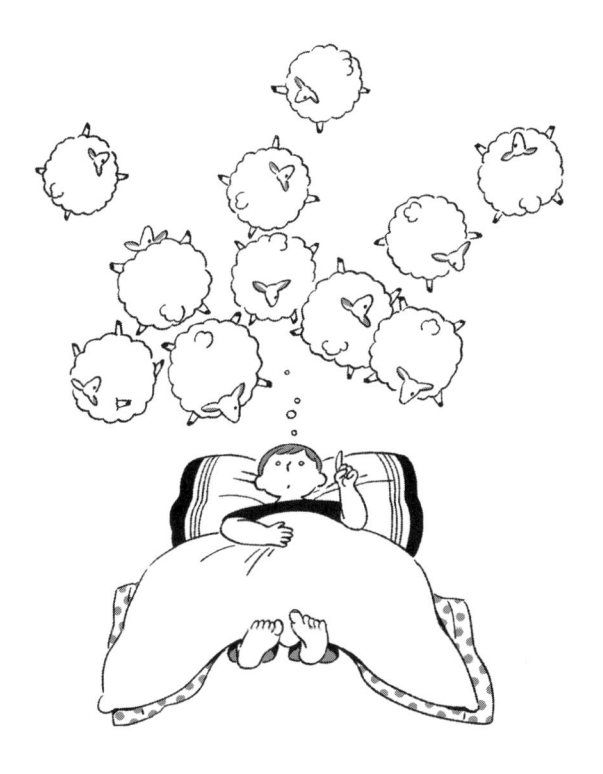

24

寝る前にリラックスモードになったほうがいいわけ

私たちの心臓は眠っていても動き続けています。呼吸も絶え間なく続いています。これは自律神経のおかげです。**24時間365日、私たちの体の動きをサポートする自律神経について知っておくことは、質の良い睡眠を手に入れる近道**です。

自律神経には「交感神経」と「副交感神経」の2つの種類があります。車のアクセルとブレーキによくたとえられ、多くの場合、この2つの神経は、同じ組織に対して正反対の機能をもっています。

たとえば、交感神経が優位に働くと、血管が収縮し心拍数が上昇。血圧も上がって心と体が活動的な状態になります。一方、副交感神経が強く働くと、血管が弛緩して心拍数は低下。血圧も軽度に低下して心も体も休んでいる状態になります。

交感神経は、ストレスを感じたり、緊張したり、興奮したりすると動きが強くなる神経です。いわゆる「嘘発見器」は、心拍数や発汗などの生理的な現象を測定するポリグラフという装置を使って、感情の動きから嘘を見破るというものです。交感神経は全身の機能を高めて臨戦態勢にする機能をもっています。

一方の副交感神経は、まったく逆の機能をもっていて、休息しているときや睡眠中に働きが強くなる神経で、心拍数や血圧だけでなく、全身の代謝が下がり、肺機能も低下して呼吸が遅くなり、瞳孔《どうこう》も小さくなります。

基本的に交感神経は昼間、副交感神経は夜間に優位に働きますが、一方の神経が活動しているとき、もう一方の神経が完全に休んでいるわけではありません。日中は交感神経が「やや優位」に働き、夜になると副交感神経が「やや優位」に働きます。

自律神経は体内時計ともリンクしており、体内時計が刻むリズムに沿って働いています。

睡眠の質を高めるためには、寝る前にリラックスモードである副交感神経を「やや優位」にさせることがポイントです。ゆったりした音楽を聴いたり、読書をしたり、アロマをたいたりしてリラックスできる時間を設けると〝副交感神経のスイッチ〟が入ります。入浴もイライラや不安を取り除いて副交感神経を高く働かせる効果があります。ただし、熱いお湯に入ると、交感神経が優位になり、寝つきが悪くなるので注意が必要です。

スマホやタブレットの画面から発せられるブルーライトは、交感神経を優位にさせるという説もありますが、まだはっきりとわかっていません。たしかに青い光が弱いエネルギーで体内時計をリセットする力がもっともあることは知られています。ブルーライトに限らず、眠れないなら、夕方以降は副交感神経を優位にさせるためにも、明るい光をなるべく控えることに尽きます。

どちらかというと寝る前にスマホやタブレットで、コンテンツやＳＮＳなどを見ることには交感神経を高める要素があります。他人のＳＮＳを見てストレスを感じることも少なくありません。より刺激的な動画により心がたかぶってしまうこともあるでしょう。

寝る前に、激しい運動をすれば交感神経がたかぶり寝つきが悪くなります。汗をかくような運動ではなく、ストレッチやヨガなど軽い運動をするのがおすすめです。

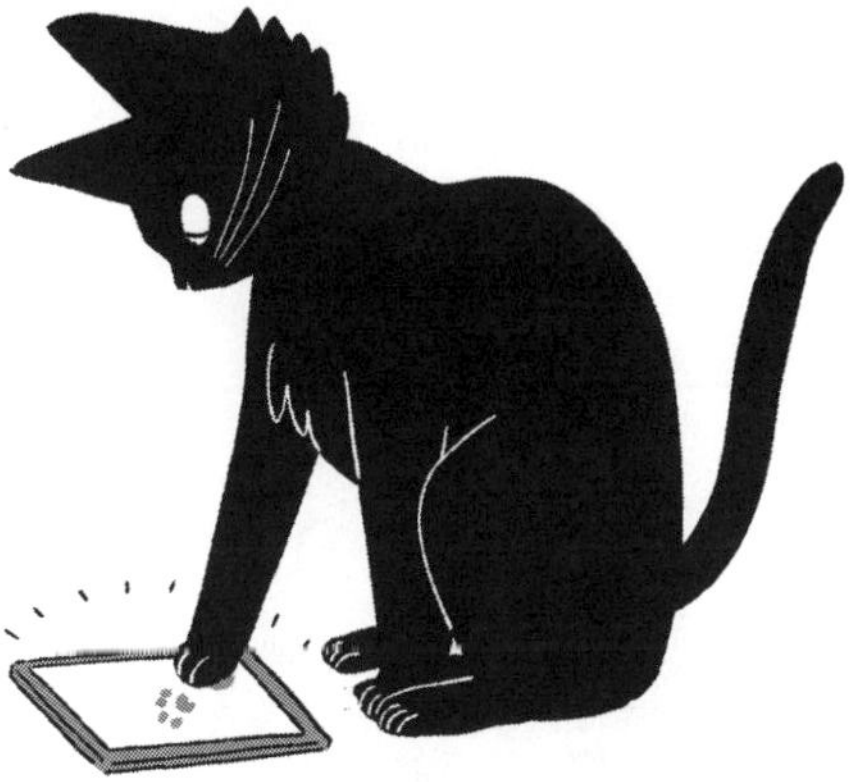

25

どうして寝不足のときに風邪をひきやすいのか？

私たちは睡眠を奪われたら、生きていくことはできません——少し強い口調になってしまいましたが、これは研究結果で明らかになっています。

かつて、睡眠の重要性を調べるために「動物を寝かさないとどうなるか」という実験が行なわれました。ラットやマウスなどを使って、眠ったら強制的に起こすということを繰り返すのです。今では倫理上の問題から長時間の断眠実験はほとんど行なわれていませんが、かつての研究も含め、さまざまな健康への悪影響が示されています。

実験では、3週間睡眠を奪われたラットは、100％の確率で死に至りました。原因は**「敗血症性ショック」**です。全身で炎症が起こり、臓器不全と血圧低下を引き起こした状態のことで、免疫力が弱まっているときに生じやすくなります。最近、中国で行なわれた実験では、マウスを完全に断眠すると、わずか4日で80％以上が死に至るという衝撃的な結果が示されました。睡眠を奪われたマウスは全身の炎症を起こして死ぬのです。

私たちの体に備わっている免疫機能は、ウイルスや病原菌などの異物から体を守る、いわば防衛システムです。このシステムがしっかり働くことで、病気にならずに済みます。

睡眠不足は、この免疫機能を著しく乱してしまうのです。

昔から「寝不足のときは風邪をひきやすくなる」といわれています。これはあながち根拠のないことではありません。

たとえば、5万6953人の女性看護師（37～57歳）を対象にした「睡眠時間と肺炎リスクの関係」の調査では、睡眠時間が8時間の人と比較して、5時間以下の人は1・39倍、9時間以上の人は1・38倍も、風邪をこじらせて肺炎になるリスクが高いことが示されました。この調査によると、睡眠不足だけでなく、寝すぎもよくないようですね。

また、米医師会の「睡眠習慣と風邪に対する感受性」を調べた報告では、153人の健康な男女（21～55歳）の鼻の粘膜に「ライノウイルス」（風邪のウイルス）を付着させて5日間で何人風邪を発症するかを調査しました。そうすると、平均睡眠時間が7時間未満の人は、8時間以上の人と比べて2・94倍も風邪をひくことが明らかになりました。

先ほど紹介した実験で、ラットが「敗血症性ショック」で死んだのは、睡眠不足によって免疫機能が低下し、本来ならば、退治できた病原菌が退治できず、感染症を起こしたと考えられます。また、全身で炎症を起こしていることから、体のさまざまなところで**「慢**

性炎症」があることも考えられます。

炎症には2つの種類があります。1つ目は「急性炎症」といって、ケガをしたり、細菌やウイルスに感染して痛みや腫れを生じたり、赤くなったりする状態です。これは、免疫機能が働いて、細菌やウイルスなどの異物を排除しようとする正常な働きです。

2つ目は「慢性炎症」です。これは、全身の臓器で、長期にわたって軽度の炎症が続いている状態です。急性炎症が燃え上がる火災だとすれば、慢性炎症は火がくすぶっているようなもの。**慢性炎症はさまざまな病気のリスクを高める**ことが指摘されています。

免疫機能は、ある意味では両刃《もろは》の剣《つるぎ》です。しっかり免疫システムが働いていれば、きちんと悪者の病原菌だけを退治できます。ところが、睡眠不足により、免疫機能が低下すると、ウイルスや細菌など〝外敵〟との戦いに敗れるばかりか、周囲の正常な組織を攻撃してしまいます。免役機能を整えておくためにも、睡眠は重要なのです。

26

「眠れない」体験は睡眠の大敵

現代社会はストレス社会といわれています。どんな人でも、何かしらの心の負荷を抱えているといって良いでしょう。ストレスが睡眠の質を低下させることは多くの人が知っています。そもそもなぜストレスが睡眠に影響を与えるのでしょうか？

ストレスは、ある意味、脳や体にとっての〝緊急事態〟です。そのため、ストレスを受けると、脳の視床下部からストレスホルモンの**「CRH」**が分泌されます。CRHが分泌された情報によって体も身構えます。CRHは脳下垂体に働きかけ、コルチコトロピンというホルモンを分泌させます。このホルモンの働きにより、腎臓の上に左右2つある「副《ふく》腎皮質《じんひしつ》」から**「コルチゾール」**というホルモンが血中に分泌され、このコルチゾールが、いわば伝令役となって、各臓器に「ストレスに備えよ」とシグナルを送ります。つまり、**体はストレスに備えて、覚醒して対処する準備をはじめる**のです。

一方、脳では、CRHが分泌されたことにより、起きている状態を維持する脳内物質**「オレキシン」**をつくる神経細胞が興奮します。

つまり脳と体で「ストレスに備えよ」という状態ですから、ストレスがあると眠れなくなるのはごく当たり前のことなのです。もっといえば、**眠れないことに対処するよりも、まずはストレスや不安の原因を明らかにして、それを解決するほうが先決**です。

ストレスによって不眠が慢性化してしまうケースがあるからです。

災害が起きたり、自分や家族が病気になったりして不安になると不眠を招きます。この**不眠は一過性のもので、長くても数週間で自然と治ることが多い**のです。

ところが、ストレスや不安のもととなる出来事が終わっても不眠が続いてしまうことがあります。ちなみに**「夜に眠れなくて日中に障害がある」ことが週3回以上、3カ月以上続いている場合に、医師から「不眠症」と診断**されます。

このようなケースでは「眠れない」こと自体に意識が向けられるようになり、それ自体がストレスや不安の要因、さらにはある種の恐怖になってしまいます。

しかも、毎日同じ寝室やベッドで「眠れない」という苦痛を体験することで、その場所が苦痛で、眠れない場所であると無意識のうちに記憶されていきます。これらが不眠を慢性化させるのです。現代人には、ストレスによる不眠症にならないように、ストレスと上手に付き合う術を身につけることが求められています。

第4章

仕事効率を高める睡眠学

27 脳は寝ている間も起きる準備をしている!?

「明日はいつもより早く会社に行かなければならない」「明日は旅行で早朝の飛行機に乗らなければいけない」など、翌日に特別な事情があり、いつもより早く起きるときは「起きられるかな」と心配になりますよね。アラームを何度もチェックする人も多いでしょう。

ところが、そんな心配をよそに、アラームが鳴る前に自然に目が覚めてしまった経験はありませんか? これは、**脳が寝ている間も体が早めに起きる準備をしてくれている**からです。ドイツのリューベック大学の研究チームでは、**起床時間を意識してから眠りにつくことによって、眠りの構築が変化し、起床する時間に向けて体をコントロールすることが可能だ**ということを実験で示しています。

この仕組みさえ理解しておけばOKですが、専門的な内容も簡単に説明します。

寝ている間に早く起きる準備をするのには、**「コルチコトロピン」**(副腎《ふくじん》皮質《ひしつ》刺激ホルモン)というホルモンが関係しています。コルチコトロピンが分泌されると、それが〝スイッチ〟となって、**副腎皮質から覚醒を促す働きがある「コルチゾール」が放出されます。**コルチゾールとは、心の負荷を受けたときに分泌されて体を守るため〝ストレスホルモン〟としても知られ、朝が近づくにつれて分泌量が高くなります。また、**コルチゾールには血糖値を上げる作用があり、起床時には血糖値は覚醒に適した値まで上がります。**さらに、**コルチゾールの分泌を促す脳の機能は、同時に覚醒を促す**ことが知られています。これらは、休んでいた体を活動状態に戻すため、起床する数時間前から「起きる準備」をしていると捉えられます。

先ほどのドイツの研究チームの実験は、15人のボランティアに対して、1日目には「朝6時」に、2〜3日目は「朝9時」に起きるように指示を出して眠ってもらいました。その結果、1日目は「朝6時」の起床時刻から1時間ほど前から、血液中に「コルチコトロピン」が急増したのです。その一方で、起床時間を「朝9時」と決めた際、6時に無理やり起こしてもコルチコトロピンが急激に増える現象は見られませんでした。

コルチゾールなどのホルモンが分泌するタイミングは、体内時計と密接にリンクしています。「目覚ましの助けなしで起きられる」という人は、体内時計の調整がうまくいき、起床時間に向けて「起きる準備」をするホルモンが適切なタイミングで分泌されているのかもしれません。

28

14時〜15時は小さな眠気のピーク

夜にしっかり眠ったのに、昼食後に眠くなってしまう——。このような経験がある人は多いですよね。ランチのあとに眠くなるのは、社会が「常識」として認識するべきことの1つです。では、寝不足でもないのに、なぜ昼すぎに眠気が生じるのでしょうか？

この理由を「消化のために胃や腸に血が集まって脳に血液が行かなくなるから」と思っている人がいますが、それは間違っています。エネルギーを大量に消費する脳は全身のなかでももっとも血液を必要とする臓器です。たとえ消化に血液を費やす場合でも、脳の血流が悪くならないように、できるだけ血液を確保するように調整されています。

正しい理由は、「**体内時計が刻むリズムによって、14時〜15時になると、体や脳を起きている状態にする力が一時低下する**から」です。つまり、**昼すぎに小さな眠気のピークが訪れる**のです。

それに加えて、起きている状態をサポートする脳内物質「オレキシン」の存在も影響します。**血液中のブドウ糖の量である血糖値は、食後に上がり、空腹になると下がります。**

この血糖値の変動は、オレキシンをつくる神経細胞の活動に影響します。オレキシンが脳内で放出されると「覚醒を維持するシグナル」が発生して脳や体が起きている状態を強くサポートします。オレキシンをつくる神経細胞の神経活動は、血糖値によって左右されるのです。**食後に血糖値が上昇すると、オレキシンをつくる神経細胞の神経活動が減少**します。このことも食後の眠気に関与しているのでしょう。また、満腹になると特に血糖値が上昇します。**眠くならないように「腹八分」しか食べない**、という人がいますが、これは理にかなっています。またラーメンやうどん、パスタなど糖質を単品で摂ると血糖値は急上昇しやすくなるので注意が必要です。

スペインでは、シエスタという昼寝と休憩を合わせた「長い昼休み」をとります。シエスタは、スペイン語圏を中心に広まった文化で、日中の日差しが強い熱帯や亜熱帯地域では習慣となっています。気候変動の影響で、とりわけ夏の熱波が激しくなっており、2023年にドイツでは、シエスタを導入すべきという議論が巻き起こりました。温暖化が進むなか、シエスタを取り入れる国が増えてくるかもしれませんね。

どんなに質の高い睡眠をとっている人でも、体内時計と血糖値によって昼すぎは眠くなることは「周知の事実」として社会が認識する必要があるでしょう。

29

「パワーナップ＝昼寝」でパフォーマンスが上がる

作業効率がアップする、集中力が向上するなどの効果が注目されている**「パワーナップ」**（昼寝）は、グーグルやアップル、マイクロソフトなど世界の名だたる企業が〝午後のひと休み〟として積極的に取り入れています。実際に、**昼寝をしたほうがパフォーマンスは上がる**というデータは複数あります。

パワーナップは、１９９８年に米コーネル大学の社会心理学者、ジェームス・マース博士が提唱したもので、「パワー」と「ナップ」（昼寝）を組み合わせた造語です。

そもそも昼寝は、シエスタがない文化圏では「サボっている」「だらしない」などネガティブな印象がありましたが、積極的にパワーナップが活用されるようになった背景には、現代人の睡眠の質が低下しているという深刻な問題があります。この問題には、真っ暗な夜を過ごせない現代人のように、体内時計をはじめとした「人間に備わっている能力」と「文明や科学技術の発展」とのギャップによるものが少なくありません。パワーナップは「必要悪」として捉えて、社会は取り入れるべきものなのかもしれません。

そんなパワーナップで、ぜひ習慣にしてほしいのが、**昼寝の前にコーヒーやお茶などカフェインを摂取しておくこと**です。

起きている時間が長くなると、脳内に「アデノシン」という神経物質が溜まっていきます。このアデノシンを〝受け皿〟とする「アデノシン受容体」という神経細胞と結合することで眠気が起こります（22ページ参照）。

カフェインは、アデノシンと化学構造、いうなれば「鍵」のタイプが似ていて、「鍵穴」であるアデノシン受容体と結合しやすい特質があることは先に述べました。しかも、カフェインは、アデノシンよりも早く結合しやすく、なおかつ、「ドーパミン」というやる気を起こさせる脳内物質の働きを抑える作用も低下するという特徴もあります。その結果、眠気が起きなくなるのがカフェインによる覚醒作用の仕組みです。

カフェインが体内に吸収されて、血中濃度がもっとも高くなるのは、摂取後、約30分です。昼寝をする前にコーヒーやお茶などカフェインを摂ることで、ちょうど30分ほどで覚醒効果が出てくるため、スッキリ目覚めて、スムーズに仕事にも復帰できるのです。

また、**昼寝の姿勢は、本格的に横になる必要はありません。**しっかり寝る体勢を整えてしまうと、思いのほか寝すぎてしまいます。

昼寝はどんなに長くても「30分以内」にすることです。

昼寝に入った直後には、浅いノンレム睡眠の「N1」がはじまります。続いて「N2」に入ると、ある程度は眠気が解消されます。つまり、N2で起きれば爽快な目覚めとなります。パソコンでいえば、まさに「スリープモード」です。作業を再開したいときにすぐに画面を表示するように、頭も体もスムーズに活動を再開します。

N1は数分で終わり、N2も10分程度です。寝つくのに5分ほどかかるとして、合計で20分。**昼寝は長くても30分、できれば15〜20分**と覚えてください。

それ以上の昼寝は、N2を超えて、深いノンレム睡眠である「N3」に入ってしまいます。N3までいってしまうと、スッキリと起きにくくなります。深い睡眠に入るということは、脳の機能をいったん落とすこと。パソコンの再起動と同じで、起きている状態に戻すにはそれなりの準備が必要です。

睡眠と覚醒の切り替えがうまくいかずに、ぼんやり状態が続くことを**「睡眠慣性」**といいますが、昼寝であっても、N3まで深く眠ったあとで無理やり起きると、睡眠慣性が働いて頭がボーッとした状態が長く続きます。

さらに、**昼寝でN3まで入ってしまうと、夜の睡眠で、最初の周期に深い睡眠が出にく**

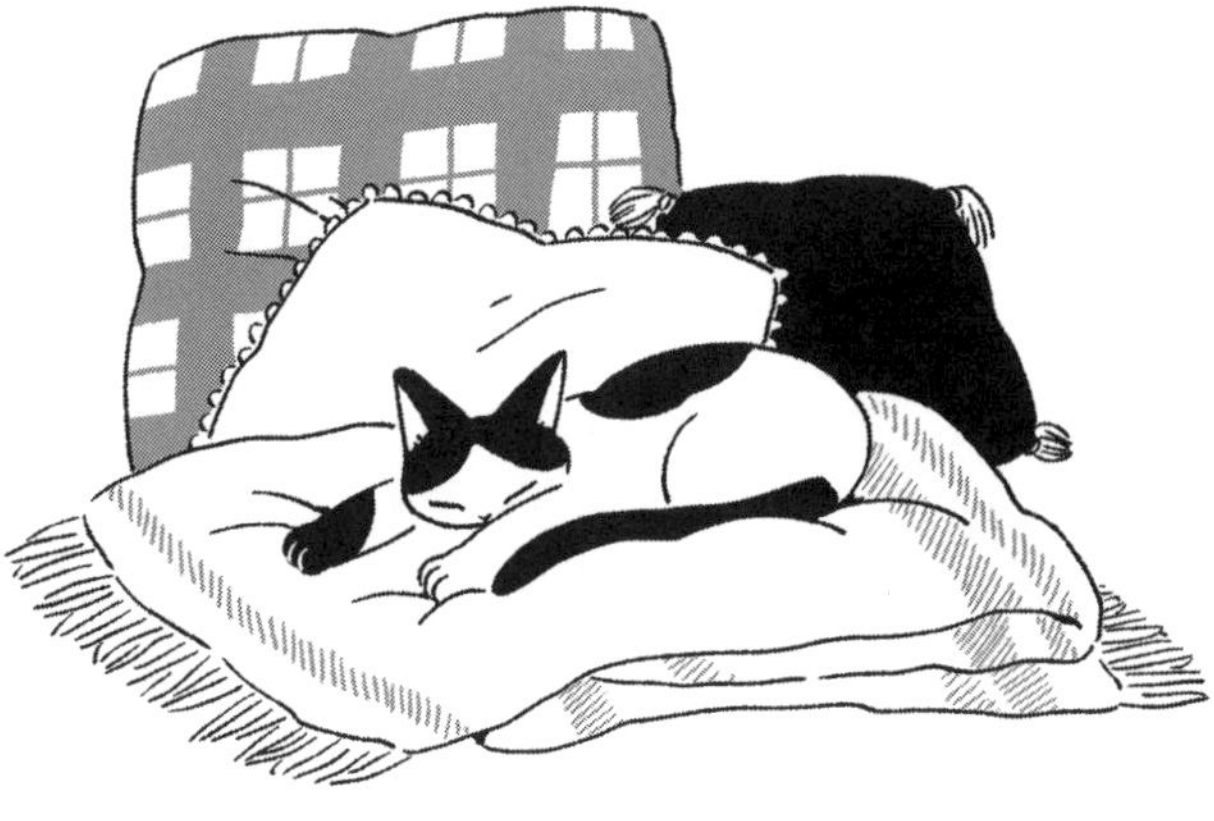

くなり、睡眠の質を低下させる原因にもなります。

また、大前提として、昼間の眠気があまりにもひどい場合は、そもそも夜に十分に睡眠がとれていないことが考えられます。現代人は睡眠時間が短くなっているうえに、寝る直前までスマホの画面を見ているため、睡眠の質が低下しています。本来ならば、日中に強い眠気が襲うのは異常だと考え、夜の睡眠時間をしっかり確保するなど睡眠習慣を改善することが先決です。寝不足を昼寝で解消するのは、あまり望ましいことではないと心に留めておきましょう。

パワーナップはあくまで睡眠が不足しがちな現代人が、その後の作業効率を上げるためのものです。パフォーマンスを落とすような眠り方をしないように気をつけましょう。

30

冷たいタオルで〃活動モード〃を呼び起こす

朝の目覚めの善し悪しは、睡眠の質を確かめる1つの目安です。

スッキリ目が覚めて、体調も万全ならば、その日の睡眠がある程度、満足のいくものだったことが考えられます。朝食を摂って会社に向かえば、その日は、高いパフォーマンスが期待できるでしょう。

朝が苦手で寝起きが悪いという人も多いですよね。朝が苦手な理由に「低血圧」を挙げる人がいますが、「低血圧の人は朝が弱い」という医学的な根拠はありません。寝起きが悪いのは、低血圧によるのではなく、生体リズムや自律神経のバランス、睡眠不足、睡眠の質の低下などが影響しています。その日の睡眠が十分でないことがもっとも大きな要因の1つで、寝起きが悪いままでは日中の仕事にも影響してしまいます。

起きてすぐの行動で体と脳を〃活動モード〃にさせる方法を知っておくことは、現代人にとっては必携の手段です。

ベッドから出て、両手両足を伸ばして全身に血液を行き届かせるようなストレッチをするのも良いでしょう。伸びをすることで、寝ている間に硬くなった筋肉がほぐれます。起き上がって太陽の光を浴びながら、手を肩よりも上に背伸びするのも効果的です。

コップ1杯の水や白湯《さゆ》を飲むのも有効です。睡眠中に、1リットルも失われる水分を補うだけでなく、水や白湯を飲むことで胃腸のぜん動運動を促す「胃結腸反射《いけっちょう》」が起こります。胃や腸を無理やり起こして、体のなかから目覚めさせていくようなものです。

また、**起きてすぐに冷たいタオルを首や足にあてるだけでも、倦怠感を解消することが期待できます。**

手足は毛細血管が密集しています。また首には、太い血管が走っています。ここをタオルで冷やすことで、脳が「体が冷えた」と誤反応を起こし、血圧を上げて全身に血液を届けようとします。

その結果、交感神経が優位に働き出し、血圧や体温も上昇していくのです。**冷たい刺激で脳をごまかすことで体を目覚めさせる**のです。

大事な会議の前なのに、急に眠気が襲ってきた……。そんなときにも手足や首に冷たいタオルをあてるのは有効な手段です。

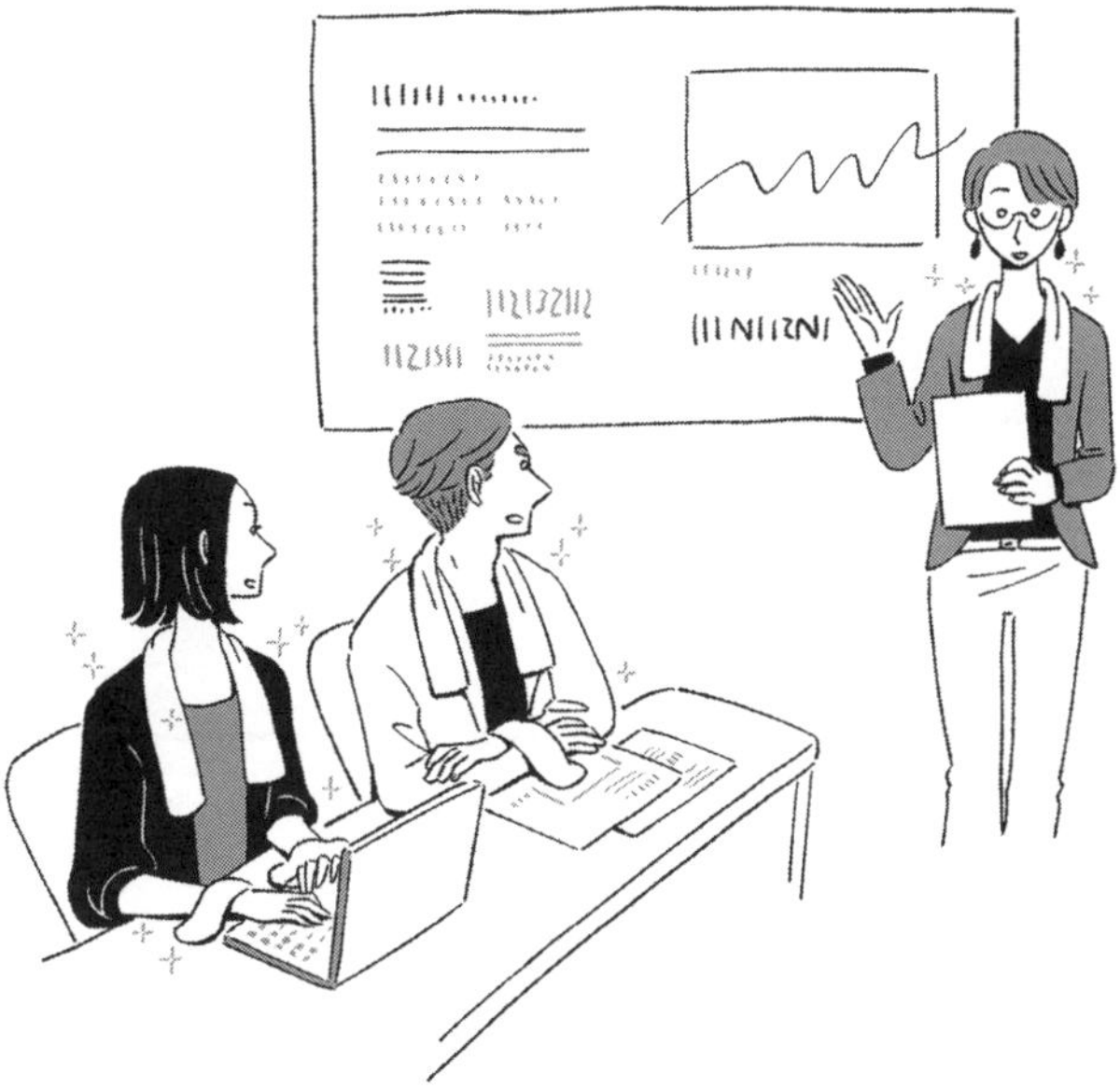

31

運動が睡眠に良い影響を与える理由

「昨日は、よく運動したから、ぐっすり眠れた」

誰でも、こんなことを感じたことがあるでしょう。長時間体を動かして疲労したことが、睡眠に良い影響を与えていると考えている人もいますが、それだけではありません。

実は、運動することで、体が疲弊する以上に脳が疲労し、深い睡眠をもたらしています。

そもそも私たち「動物」は、体を動かすために脳を発達させてきました。動物のなかでも人間は、多くの機能を使って体を動かすため、脳を飛躍的に大きくさせてきました。脳の半分以上が、体を動かすためにあるといっても過言ではありません。加えて、運動することにより脳はじっとしていただけでは行なわない、さまざまな情報処理をします。

ウォーキングを例に、脳の働きを見ていきましょう。

歩いていると周囲の環境が変わっていきます。違う景色が現れたり、騒がしい場面に出くわしたり、ときに花の香りが漂ってきたりすることもあるでしょう。視覚や聴覚、嗅覚の情報は、そのときどきで脳の後頭葉や側頭葉で処理されていきます。

また、「今日は風が強いな」「体がちょっと重いな」というのも脳で感じることです。歩いているときに、自転車が来たから避けよう、人混みだからぶつからないように気をつけよう、と考えるのも頭のなかで決めています。

そもそも、真っすぐ歩こう、つまずかないようにしよう、という「歩く」ために当たり前の行為さえ、脳が考えて指令していることなのです。

そして、起きているときにたくさん使った脳の部分は、就寝中、深い眠りに陥ります。**運動をすると脳の多くの部分が使われます。そのため、寝ているときは、脳のほとんどの部分で深い睡眠に入ります。**これが、体をたくさん動かしたときに、ぐっすり眠れる仕組みです。

パソコンに一日中向かうデスクワークでは、脳の特定の部分しか使われません。就寝中は脳のなかで、ある部分は深く眠り、ほかの部分は浅く眠るといった偏りが生じます。

体を動かすことが勧められるのは、睡眠学的には、脳全体がしっかり眠っている状態をもたらすからです。

32

ブルーライトが睡眠に悪いわけ

夜の暮らしを照らす照明の種類は、白熱電球から蛍光灯になり、現在はLED照明が普及しています。LED照明は、電球や蛍光ランプよりも**ブルーライト**が多く含まれています。またLEDディスプレイにも多く使われているため、パソコンやスマホ、タブレットからもブルーライトが多く出ています。

近年では、このブルーライトをカットする眼鏡も売られていますが、ブルーライトは私たちの体に、どのような影響があるのでしょうか?

ブルーライトは、可視光のなかでも波長が400〜500ナノメートル(1ナノメートルは、1メートルの10億分の1)と波長がもっとも短い青色の光です。**光のエネルギーは、波長が短いほうが強い**ため、ブルーライトはほかの光に比べて、光のエネルギーが強いのです。

夜遅くにエネルギーの強い光を浴びると、体内でリズムを刻む時計の針が1〜2時間ほど巻き戻されます。

通常は、だいたい覚醒した時刻の16時間後の「寝るべきタイミング」になると、体内時計が脳の各所に覚醒出力を低下させるよう働きかけて、眠りに誘います。しかし、体内時計が後ろにずれ込むと、この眠りに誘うタイミングが遅れてしまい、睡眠時間が確保できず、睡眠の質が悪化するのです。

もう少し、光と体内時計のメカニズムについて紹介しましょう。

光の情報は、眼の網膜の「視細胞」という光を捉えるセンサーから、網膜の「神経節細胞」を中継して、脳に届けられます。そして、神経節細胞の一部には、視覚の処理ではなく、明るさの情報そのものを脳に伝える役割をもっているものがあります。この明るさの情報そのものを伝える神経節細胞のなかに、波長４６０ナノメートル前後の青い光を感じ取る分子が現れて、体内時計に影響を与えているというメカニズムです。

「明るさの情報が影響するなら、ブルーライト以外の光も悪者じゃないの？」と思ったあなた、大正解です。ブルーライト以外の光も体内時計に影響します。ブルーライトだけを問題にする以前に、明るい光全般が悪いと考えておいたほうが良いでしょう。ただし、体内時計にもっとも強力に働いてしまうのがブルーライトなのです。

自然な眠りに入るためには、夕方以降には強い光の刺激を避けることがポイントです。

たとえば、**夜になったら部屋の照明は暗めにする**ことです。できればリビングやダイニングは間接照明を使ったほうが良いでしょう。また光の強さや色を変えられる「ツーウェイタイプ」の照明にするのも1つの案です。

また最近のスマホは明るさを調節することができます。**スマホの画面の「色温度」を調節して、寒色系のブルーライトから、暖色系に切り替える**ことでも光の刺激を弱める効果が期待できます。スマホの便利な機能を利用して、光による刺激で体内時計が乱れない工夫をしてみてください。

さらに、スマホやタブレットなどデジタルデバイスには、睡眠の質を低下させるコンテンツが多く含まれているので注意が必要です。YouTubeで刺激的な動画を次々と見たり、他人のSNSを見ながら嫉妬やコンプレックスを感じたりすると、脳が興奮して睡眠の妨げになります。

寝る前にスマホを使うときは、脳を刺激しないようにする――。睡眠に悩む現代人に求められているスキルの1つだといえるでしょう。

33

登校時間が1時間遅くなると学力が向上した⁉

２０１９年、米カリフォルニア州では、「公立の中学校と高校の始業時間を、中学校が8時、高校では8時30分以前にすることを禁止」する法案が可決されました。この法案可決には、２０１７年、米ワシントン大学の研究チームの実験が深く関わっています。

研究チームは、シアトルにある公立高校の始業時間を7時50分から、8時45分と55分遅らせたときの高校生の睡眠時間の変化を調査しました。その結果、**平均睡眠時間が34分長くなり、成績も平均4・5%向上**したと報告しています。始業時間を遅らせる取り組みは「Start School Later」と呼ばれていて、今後、全米に広がっていくかもしれません。

学力が向上する理由の1つは睡眠時間の確保です。調査にもよりますが、思春期（11〜18歳）は、脳の成長や脳のメンテナンスをするために、8時間の睡眠時間が必要だといわれています。近年ではその睡眠時間を確保できていません。その結果、集中力や注意力の低下が学力に悪影響を与えているのでしょう。

さらに、「朝型」「夜型」といった睡眠のタイプも関係しています。睡眠のタイプは**「ク**

ロノタイプ」**と呼ばれ、300ほどの遺伝子の組み合わせで決まります。生活習慣で決まっていると思っている人がいますが、そうではありません。**遺伝子によって体内時計の個人差が生じる**のです。つまり、生まれつきの夜型人間がどんなに努力しても、朝型人間になるのは本質的には難しいということなのです。

クロノタイプは、遺伝だけではなく、環境や年齢によっても変化します。幼少期は朝型でも、10代以降には夜型に変わることも多いようです。これは年齢に応じて必要な睡眠時間が変わってくるためだと考えられています。思春期になると早起きが苦手になったり、夜更かしが多くなったりするのは、クロノタイプのせいです。「Start School Later」は、このクロノタイプを考慮した取り組みなのです。

フレックスタイム制を導入する企業も増えていますが、社会を生きるビジネスパーソンも、自らのタイプを把握して、それにあった働き方をすることでパフォーマンス向上が期待できるかもしれません。眠りを邪魔する刺激的なデジタルデバイスが身の周りに溢れている環境で「寝る間を惜しんで働け」など睡眠を軽んじる社会で暮らしていれば、ビジネスパーソンの睡眠の質と量は悪化する一途をたどるだけです。このような社会で生きていくためには、せめて強制的に睡眠時間を確保することが必要かもしれません。

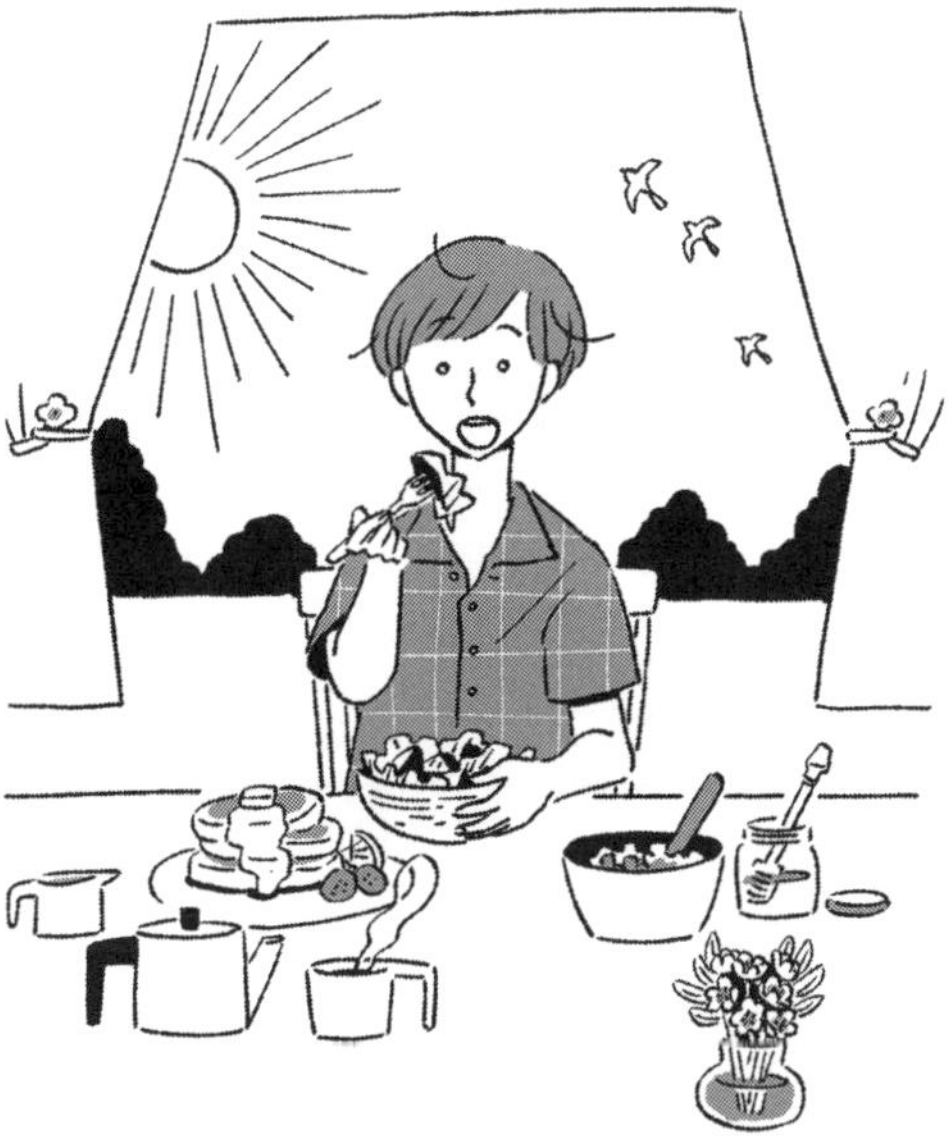

34

良い二度寝と、悪い二度寝

「二度寝は、しないほうが良いのでしょうか?」とよく聞かれます。

実は、二度寝をしてはいけない、という根拠あるエビデンスがないのが実情です。たしかに二度寝をすると調子が悪い、とよく耳にしますが、二度寝でまどろんでいるときの心地よさは格別だという人もいます。

予定の時刻よりも早く目が覚めてしまったけれど、まだ眠いというときは、あまり気にせずに、もう一度眠るべきです。本来、もっと眠るべきところを、怖い夢を見たり、トイレに行きたくなったりして目が覚めていることが多く、その場合は、まだ眠りの途中なのですぐに寝つけると思います。

しかし、予定よりも早く目が覚めても、あまり眠くないのであれば話は別です。寝床から起き上がったほうが良いでしょう。**眠くないのに二度寝をすることは、せっかく脳と体が起きようと準備しているにもかかわらず、それを無視することになります。**

ここでも昼寝と同じように睡眠慣性が働いて、二度寝をすることで活動的になった脳と体が睡眠モードに戻ります。そうなると、再び覚醒モードに戻るのに時間がかかってしまい、最初に起きたときよりも、頭が重く感じたり、スッキリしない目覚めになったりすることがあるのです。

予定よりも早く目が覚めても眠気を感じなければ、二度寝を選択せず、いっそのこと体内時計に責任を押しつけて起き上がるのも1つの手段です。体内時計のリズムはこれまで述べてきたように、ちょっとしたことで前にずれたり、後ろに巻き戻ったりします。そのため、**太陽の光を浴びたり、朝食をとったりして、体内時計の乱れをリセットすることを心がけたほうが良いでしょう。**

二度寝といえば、休日に「いつもの時間に目覚めたものの、予定がないからもう一度寝よう」とベッドにもぐり込むケースも多いはずです。しかし、休日に長く寝るのは、ウィークデイに十分睡眠をとれていない証拠です。体内時計にとっては「平日」と「休日」の区別はなく、いつも規則正しくリズムを刻もうとします。本来は、いつも同じ時間に起きたほうがベストです。**二度寝をする前に、体内時計の調子に耳を傾ける**一手間を加えることがポイントです。

35

コーヒーで眠気を吹き飛ばすならアイスよりホット

眠気を払うための最善の解決方法は、眠ることです。しかし現実的には、日中、いつでも眠れるわけではありませんよね。私たちには夜間にしっかり睡眠をとることと同時に、眠気と戦う武器を手に入れておくことが求められています。

たとえば、歯磨き。就寝前の歯磨きは子どものころからいわれていることですが、歯を磨くことで、それまで眠かった気分がふっとんだという経験はありませんか？　体内時計に働きかけるホルモン「メラトニン」は、光の刺激以外でも、些細なことで分泌が減るという性質があり、歯ぐきを歯ブラシでこする刺激でも分泌が抑えられることがあります。体も脳も睡眠モードになりかけていたときに、歯磨きすることでメラトニンの分泌量が減り、入眠しにくくなるのです。

逆にいえば、**目を覚ますためには、歯磨きは効果的**といえるでしょう。

歯を磨くことができなければ、**清涼感の強いガムや飴**を口に含むことでも気分をスッキリさせてくれるはずです。

また、**体を動かすことも眠気を払うためには効果的**な方法です。

両手を頭上まで高く挙げて体を伸ばす。そのまま、軽い運動をしても良いでしょう。仕事中にまぶたが重くなったら、デスクを離れて階段を昇り降りすることもおすすめです。

眠りの妨げになると悪者扱いされているブルーライトも、使いようによっては、目を覚ますアイテムになりえます。夜はなるべく使用を避けるべき液晶画面ですが、朝の目覚めが悪いときや日中の眠気が襲ってきたときに、スマホやタブレットの明かりをあえて浴びて目を覚ますこともできるでしょう。

眠気を吹き飛ばすアイテムとして代表的なのがコーヒーです。コーヒーのカフェインの力を借りて、**早く眠気を解消したいならば「アイス」よりも「ホット」を選択する**ことです。アイスコーヒーなど冷たい飲み物は、胃腸の血管が収縮してしまい、カフェインの吸収が遅れてしまうことがあるのです。

睡眠の質が低下した現代人がパフォーマンスを発揮するためには、夜の睡眠をしっかりとったうえで、朝や日中の眠気を払う方法やアイテムを数種類用意しておきましょう。

36

睡眠に効果がある4つの香り

私たちは、視覚、味覚、聴覚、嗅覚、触覚といった**「感覚系」**を通して、周りの世界から膨大な量の情報を受け取っています。

これら感覚系で受け取られた外界の情報は、最終的に脳で処理されていきますが、匂いを感じる嗅覚は、ほかの感覚系と少し違う処理の仕方をします。

たとえば、視覚は網膜から視神経を経て、脳の「視床」の一部である「外側膝状体《がいそくしつじょうたい》」に伝えられます。脳のなかには、情報をやりとりする神経細胞が無数にあり、神経細胞から神経細胞へと情報が伝達されます。その接続部が「シナプス」で、視覚で受け取った情報は、このシナプスを何回も介して、後頭葉の一次視覚野に伝えられます。

視覚に限らず、聴覚や触覚などが受け取った「情報」は、脳のさまざまな部位を経由して大脳皮質に届けられます。ところが**嗅覚だけは、ダイレクトに大脳皮質とつながっています。**これは、**嗅覚がもっとも原始的な感覚だからです。**

香りと睡眠は、好相性だといわれています。気持ちよく入眠するために、寝る前にアロマキャンドルを焚いている人もいます。私たちの脳は、今、そこに置かれている環境に関する情報を、感覚系を通してリアルタイムでモニターし、処理しています。わかりやすくいうと、**リラックスできているのかどうか、心地良いと思っているのかどうかというのは、脳がさまざまな情報を処理して決まってくる**のです。

とりわけ香りは、感情に強く影響を与えます。たとえばラベンダーの香りはストレスを軽減する効果があるといわれます。ラベンダーの香りを嗅ぐことで、リラックスできているという状態が脳のなかでつくられているのです。

また、嗅覚は原始的だということも述べました。わかりやすくいうと、即効性があると思ってもらえば良いでしょう。**ラベンダーの香りを嗅ぐことで、早くリラックス効果が現れるのです。**

香りそのものを嗅げば、すぐに眠れるというわけではありません。脳と体が安心できているということがポイントです。

睡眠に不安がある人は、**ヒノキやベルガモット、スイートオレンジ**など、心を穏やかにしてくれる効果が期待できるエッセンシャルオイル（精油）を使っても良いでしょう。

ただし、香りには、それぞれ好みがあるので、自分が好きな香りを優先することです。

37

月曜日は、いつも時差ボケ!?

唐突ですが、「毎週、土日は海外に行き、月曜日に帰国して、そのまま会社に向かう」という生活を想像してみてください。どうでしたか？　どんなに海外で楽しい時間を過ごしても、そんな生活を繰り返していたら、身も心も疲れますよね。疲れが溜まり、不調を招くかもしれません。

実は、**現代人の多くは、気づかぬうちに「週末に海外に行き、月曜日の朝に帰国して仕事をする」かのような生活をしています。**いったいどういうことか、説明しましょう。

海外に行くと、時差によって体内時計と実際の時計にずれが生じます。先にも述べましたが、私たちの体に備わっている体内時計は、飛行機を使って短時間で海外に行くことは想定されていません。現地がたとえ夜だとしても、体内時計が刻んでいるリズムが昼だとすれば、脳や体は起きている状態になります。**時差ボケは、このような体内時計が刻む「体内リズム」と現地時刻の「生活リズム」のずれにより、不眠や頭がボーッとする、体が重いなどの症状が現れます。**

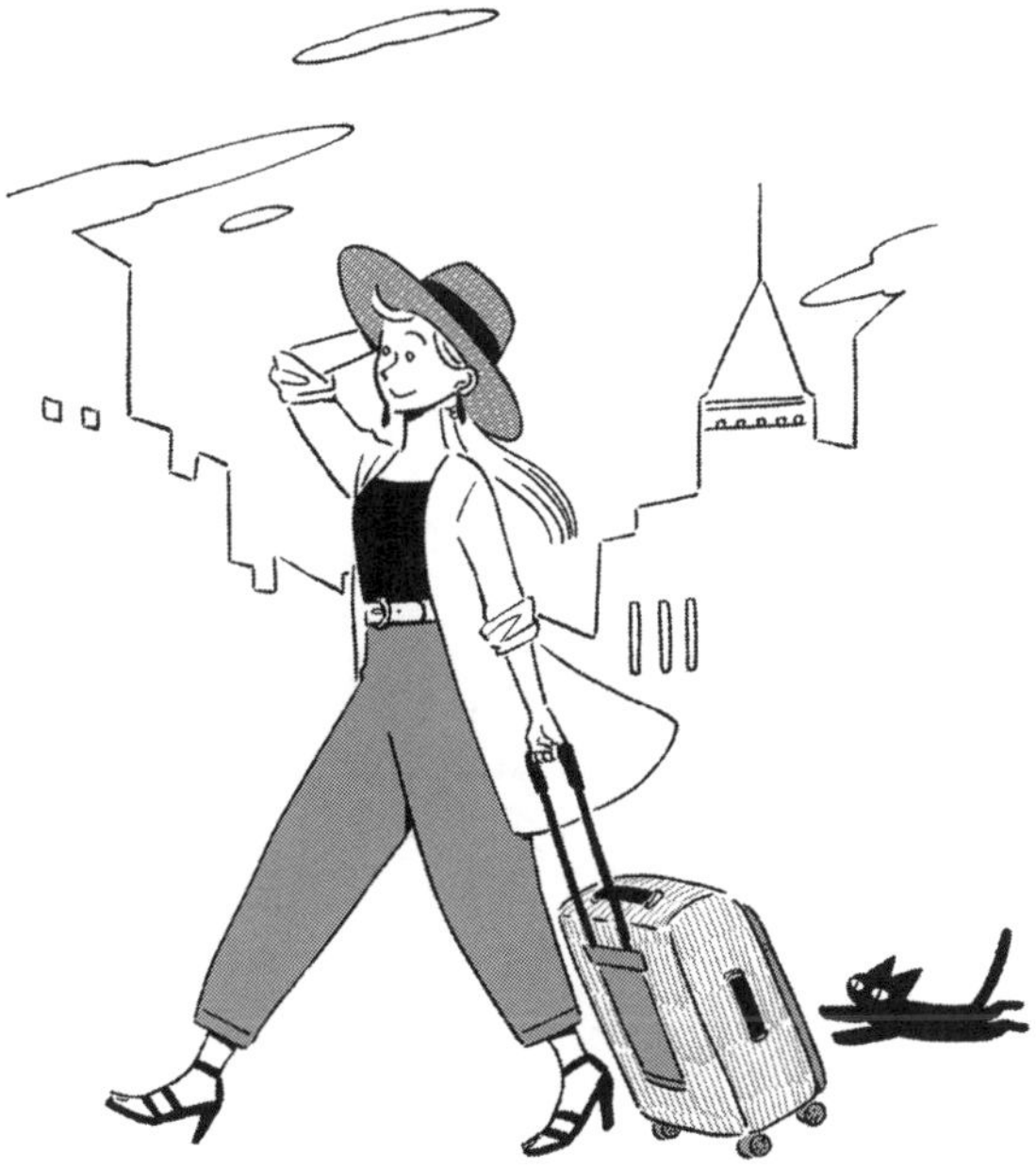

「体内リズム」と「生活リズム」のずれは、海外に行かずとも、日常的にも起こります。

平日の足りない睡眠を補うために、休日にいつもより多く寝ることは悪いことではありません。私も学生時代は、休みの日に、昼ごろまで眠るのが至福のときでした。

しかし、体内時計は、急な生活リズムの変化には合わせることができません。

週末の夜は、お酒を飲んだり、テレビを長時間見たりして夜更かしをして、休日の朝はいつもより多めに眠り、月曜の朝からは、出社するため早起きをする――。これだけでも体内リズムと生活リズムの〝時差〟が生じます。この時差は**「ソーシャル・ジェットラグ」**（社会的時差ボケ）とも呼ばれています。**就寝から起床までのちょうど中央の時刻（睡眠中央時刻）が、平日と週末を比べて3時間以上の差がある場合は、ソーシャル・ジェットラグに陥っているかもしれません。**つまり3時間の時差があるインドに週末行って、月曜の朝に帰国しているようなものです。これでは週はじめの昼間に強い眠気があったり、やる気がせず集中力が低下したりするなど、仕事のパフォーマンスも上がりません。

ソーシャル・ジェットラグを防ぐには、**平日と休日の生活パターンを同じにして、不足しがちな睡眠を休日に補うにしても「プラス30分以内」にとどめてください。**就寝や起床の時間も休日だからといって大きくずらすことは控えましょう。

38

時差ボケは諦めるか、抗うか

世の中には、睡眠に関する情報がたくさんありますが、睡眠研究の「現在地」を知ることが、もっとも睡眠の質を向上するテクニックを習得できるでしょう。

たとえば、時差ボケ。人類が二足歩行する以前から備わっている体内時計は、人が飛行機で長距離を移動することは想定外なので、時差がある国に行けば、当然、体内時計が狂います。時差ボケが生じるのは当たり前のことです。

体内時計が今の社会に合わせて、飛行機で海外に行っても現地の時刻と同じリズムを刻んでくれたり、夜が明るい街のなかでもリズムを崩さずに過ごせたりできたら良いのですが、それは不可能です。生物の進化は、１００万年単位の時間がかかります。

そこで、時差ボケを「諦めるか、抗うか」の問題が出てきます。

体内時計は光によってリセットされますが、その**調整幅は1日「1時間30分」程度**とされています。つまり、時差が12時間ある場所に行くなら、最低でも8日間は滞在しないと、現地時刻と体内時計は同期できません。

私は海外出張に行くときは、行き先と期間で、時差ボケを「諦めるか、抗うか」を判断します。たとえば、13時間の時差があるアメリカ・ニューヨークに3日間滞在する場合は諦めます。無理をしてニューヨークの時刻に体内時計を合わせないほうが、帰国したときに楽だと考えられるからです。

またフランス・パリに9日間滞在するならば抗います。光を浴びたり、食事のタイミングを現地に合わせたりして、なるべく体内時計を現地の時刻に合わせようと考えます。それでも1日「1時間30分」しか現地の時間に合わせられませんが、滞在期間中に少しでも早く同期させるようにします。

海外出張先でもいつもどおりのパフォーマンスを発揮するために、また、海外旅行を満喫するうえでも、体内時計のしくみを知っておくことは大切です。

前の節で紹介した、寝だめによる「ソーシャル・ジェットラグ」も、体内時計の調整幅が1時間30分程度だとわかれば、**2時間以上の寝だめが体内のリズムを大きく狂わせてしまう**ことが理解できるでしょう。

39

長時間眠れるのは人間だけ

「睡眠時間を削ることはできませんか？」と聞かれることが、よくあります。かつて「寝る間を惜しんで働け」といわれた時代もありましたが、これほど睡眠の重要性が明らかになっている現代でも、睡眠の時間を削ってほかのことに費やしたいと考える人がいます。

まずはっきりお伝えしておきたいのは、**睡眠時間をもっと短くしようという発想は間違っています。睡眠時間には、1人ひとりに合った最適な時間があります。それよりも短い睡眠時間にすることはできません。**そもそも、アインシュタインや大谷翔平選手は10時間以上の睡眠をとっているということからも、起きている時間を有効に使い、無駄な時間を削る能力こそ大切なことがわかります。そして、**睡眠は無駄な時間ではありません。**

哺乳類や魚などの脊椎《せきつい》動物に限らず、細胞が302個しかない線虫でも睡眠をとることが確認されています。ほとんどの生き物で睡眠が確認されていますが、哺乳類のなかでも人間ほど連続してまとめて深い睡眠をとる動物はまれです。

たとえば、マウスの睡眠時間は12時間前後です。しかし、捕食者になりやすいマウスは、まとまった睡眠をとると敵に狙われやすいため、数分から数十分の睡眠を何回もとります。

水族館でよく見るバンドウイルカは、泳ぎながら左右の脳（大脳半球）を交互に眠らせる特殊な睡眠を進化させています。左の脳が眠っているときは右目を閉じ、右の脳が睡眠状態のときは左目を閉じたまま泳ぎ続けます。当たり前ですが、人間が水中で眠ったら溺れ死にます。マッコウクジラは、溺れないように、垂直に体を立てて、鼻先を出して眠っているといわれます。

睡眠時には、意識を失い、危険が迫ってもすぐに対応できません。それでもマウスやバンドウイルカ、マッコウクジラは、命の危険と闘いながら、睡眠時間を確保しています。どんな危険を冒してでも睡眠を省くことはできないのです。

それは、**睡眠が脳を回復させる行動**だからです。人間は進化の過程で、安全な場所をもつことができました。その結果、ベッドに横になって朝まで無防備に眠ることができるようになりました。脳のなかでも大脳の進化が深く影響して、今の人間の睡眠の形ができたともいわれています。まとまった深い眠りができるのは人間の特権です。

第5章

健康寿命と睡眠学

40

「いつも眠い」は危機的状況

「いつも眠い」という人の多くは、きちんと寝ているつもりでも、その人にとって必要な睡眠時間が足りていない、**「潜在的睡眠不足」**です。

潜在的睡眠不足がどんな状況なのかを理解するには、「ししおどし」をイメージすると良いでしょう。

「ししおどし」とは日本庭園でよく見かける、水流で動いて音を出す仕掛けです。上を向いている竹筒に水が溜まって溢れそうになると、一気に傾いて、中の水が流れ落ちます。睡眠の仕組みは、この「ししおどし」をイメージするとわかりやすくなります。ししおどしの竹筒が上を向いている状態は起きているとき、下を向いている状態は睡眠と考えてみましょう。

ししおどしが上を向いている間は覚醒、つまり起きている状態が続きます。そこに水が溜まるように、起きている間は眠気のもとである「睡眠圧」が溜まり続けます。十分に睡眠圧が溜まるとパチンとスイッチが入って切り替わるように、一気に傾いて眠りに落ちます。竹筒が下に向くことで水が流れ落ちるように、眠気も解消されはじめます。

ところが、睡眠のししおどしは、竹筒のなかの水のように、すぐに空になるわけではありません。睡眠圧が減っていくのには、ある程度の睡眠時間を費やさないといけません。ちょうど竹筒の出入口に何かが詰まっているようなイメージです。一気に眠気のもとが減らずに、竹筒に少し残っている状態。それでも空っぽに近づくと、また元に戻って上を向く、つまりは起きている状態に戻ります。

睡眠のししおどしの竹筒が、下を向いている時間が短くて、睡眠圧が流れきらないうちに元に戻ることを繰り返すとどうなるでしょうか。竹筒の〝水位〟がだんだん上がっていきます。これが「睡眠負債」が溜まった状態。寝不足です。

睡眠負債を返済する方法はただ1つ、眠るしかありません。

「潜在的睡眠不足」の人は、ししおどしが、水を流し落とせていない状態だと認識することが大事です。

なかには、慢性的な睡眠不足でもないのに、日中に強い眠気が起こり日常生活に支障が出る**「特発性過眠症」**の人もいます。特発性過眠症は「眠れない」のではなく「十分に寝ても眠くなる」という過眠症の1つです。特発性とは原因が不明だという意味で、検査をしてもとくに問題は見つからず、治療法も確立されていません。

そんな特発性過眠症やナルコレプシー（177ページで詳しく説明します）のような過眠症と診断されていないのに、昼間眠くて仕方がないという人は睡眠不足が原因と考えられます。また、十分に睡眠をとっているといいつつも、夜中に起きてスマホを見ていたり、睡眠リズムがバラバラだったりと、生活習慣に問題がある人もいます。

「たかが睡眠」とあなどるなかれ。睡眠不足が続くと、集中力や注意力が低下し、脳の回転が遅くなり、仕事の効率が著しく低下します。慢性的な眠気のせいで本来のパフォーマンスが発揮できなかったり、交通事故の原因になったりするケースもあります。

慢性的な寝不足はうつ病にかかりやすいこともわかっています。さらには睡眠不足が肥満や生活習慣病のリスクを高めることも明らかになっています。生活習慣や睡眠をいつも見直すことが大切です。

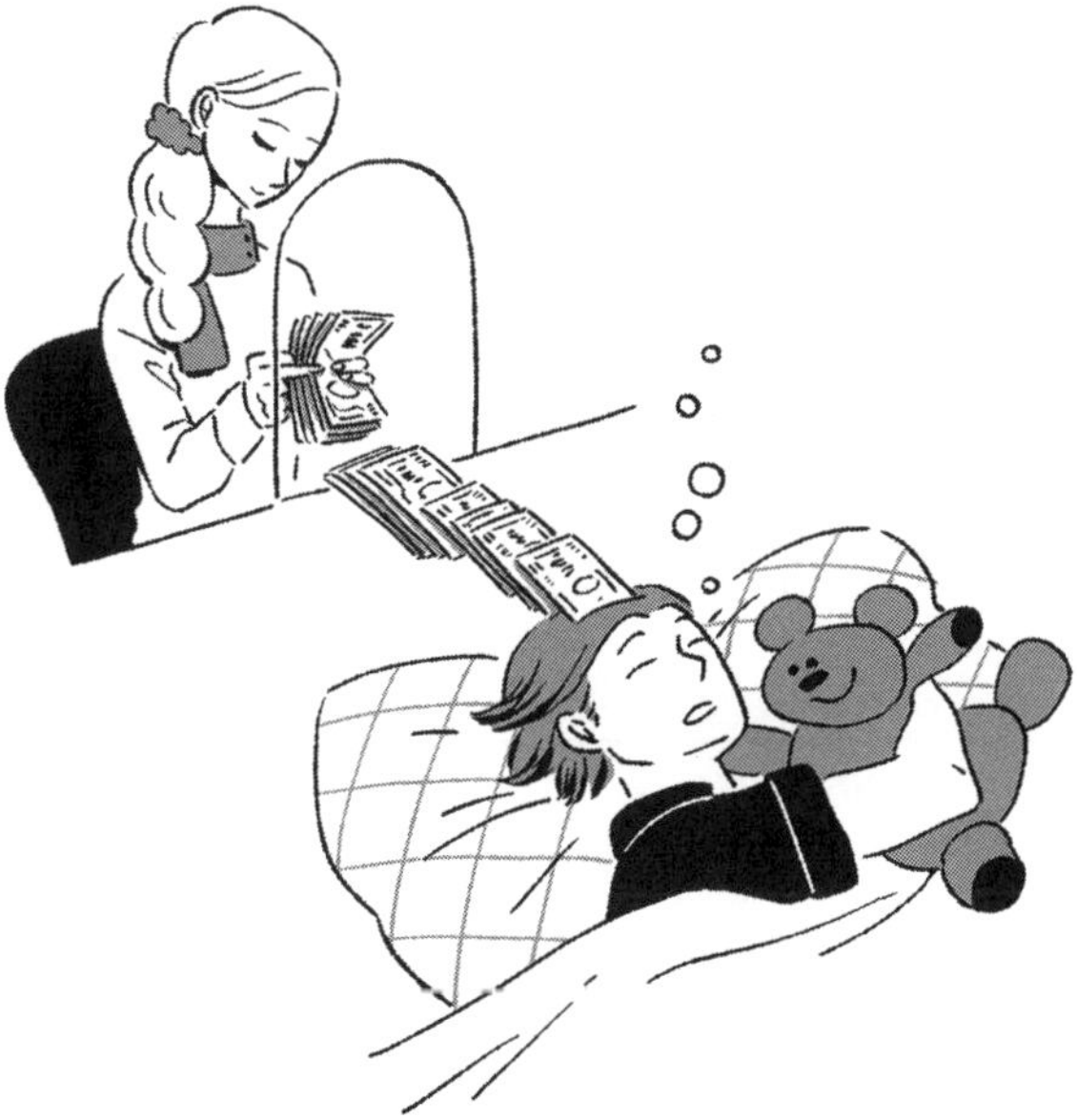

41

「いびき」は深刻な病気の予備軍

質の良い眠りをとろうとしても、無意識のうちに自らが妨げていることがあります。それが**「いびき」**と**「睡眠時無呼吸症候群」**（ＳＡＳ）です。

いびきや睡眠時無呼吸症候群は、お酒好きの太った中年男性のイメージが強く、自分には関係ないと思っている人が多いでしょう。しかし、あごが小さいなどの骨格的な特徴により、痩せていてもいびきをかいたり睡眠時に呼吸が止まったりする人もいます。とくにアジア人の気道は、骨格的に欧米人と比べて睡眠時無呼吸症候群になりやすいとされています。

いびきは、のどの周囲が振動することによって起こる音です。眠っているときに鼻や口から入った空気は、空気の通り道である「気道」を通って肺へ送られます。なかでも、舌の根元やのどの奥の部分が落ち込み、狭くなることで、鼻から声帯までの「上気道《じょうきどう》」で空気の流れに抵抗が生じて音が出ます。

いびきが起きる原因の１つは「口呼吸」です。寝ているときに口呼吸をすると舌の根元が落ちやすくなります。また、口は鼻よりも吸い込む空気の量が多いことから、大量の空気が上気道を通る際にのどの粘膜を振動させて、いびきが起きやすくなります。

「寝る姿勢」によってもいびきは起こります。仰向けに寝ると、舌の根元やのどの奥の部分が重力で下がり気道が狭められます。さらに、「飲酒」や「疲労」もいびきに大きく関係します。睡眠時は筋肉が弛緩するため、舌の根元も下がります。筋肉をさらに緩めるアルコールや疲れが加わると、ますますいびきをかきやすくなるのです。もちろん、肥満も深く関わっています。舌の根元やのどの周囲に脂肪があると気道も狭くなるからです。

いびきは、何とか呼吸ができている状態です。深刻な病気の予備軍であると考えたほうが良いでしょう。さらに気道が狭くなると呼吸が止まってしまいます。それが「睡眠時無呼吸症候群」です。

睡眠時無呼吸症候群では、睡眠が何度も中断し、とくに深いノンレム睡眠が少なくなります。通常、ノンレム睡眠のときには、交感神経の働きが低下して、リラックスモードの副交感神経が優位に働いています。ところが、気道が狭くなって息ができなくなると、呼吸を取り戻すために交感神経が強く働き出します。このとき交感神経は、全力疾走しているときと同じくらいに高ぶるのです。

さらに、酸素が欠乏した脳は、呼吸を促進するシステムをサポートするため、覚醒状態になり、体に「起きよ！」という指令まで出す始末。寝ている間も、頭と体が休まらないどころか、大きな負担がかかっているわけですから、深い睡眠がとれるはずもありません。

睡眠時無呼吸症候群を放置していると、高血圧や糖尿病などを招きやすくなります。また血管にもダメージを与えるため、心筋梗塞や脳梗塞などの突然死のリスクも高くなります。早めに治療を受けて改善する必要があります。

ただし、この**睡眠時無呼吸症候群のやっかいな点は自覚症状がないこと**です。寝ているときのことだから当たり前かもしれませんが、「眠れない」と思っていないケースも多いのです。本人は長時間寝ていると思っていても、家族から指摘されて気づくことも少なくありません。**睡眠時間を確保しているのに「昼間スッキリしない」「疲れがとれない」という場合には、睡眠時無呼吸症候群の可能性があるかもしれません。**

睡眠時無呼吸症候群のサインが、いびきです。無呼吸になる前や、呼吸を再開するときに大きないびきをかきます。いびきは、自分では気づきにくいのですが、最近では、いびきをチェックするアプリなどもあります。「太っていないから大丈夫」と思っている人も、一度試してみたらどうでしょう。

42

睡眠日誌を2週間つけてみる

仕事で「何となく、うまくいかないなぁ」と悩んでいるだけでは、何が問題かわからず解決できませんよね。睡眠の悩みも、まずは何が問題か可視化することが大切です。

その際、**「睡眠日誌」**は、自分の睡眠を知る有効な手段です。眠っても疲れがとれない、日中に強い眠気を感じるなど睡眠に悩みを抱えているなら睡眠日誌をつけましょう。

睡眠習慣を〝見える化〟する睡眠日誌は、睡眠外来がある病院のホームページからダウンロードすることができます。また、スマホでも睡眠日誌をつけるアプリもあります。エクセルを使って、自分でつくっても何ら問題ありません。

日誌では、その日の入眠から翌日の起床までの睡眠時間を塗りつぶします。仮に寝つけなかったり、途中で目が覚めたりしたときには、その時間帯もわかるように記録します。また、ぐっすり眠れたかどうか、起床時の気分や日中の眠気、昼寝した場合にはその時間帯などをメモしておくと、なお良いでしょう。

睡眠の問題点を見つけるには、少なくとも2週間分（女性の場合は、月経周期もあるの

睡眠日誌の記入例

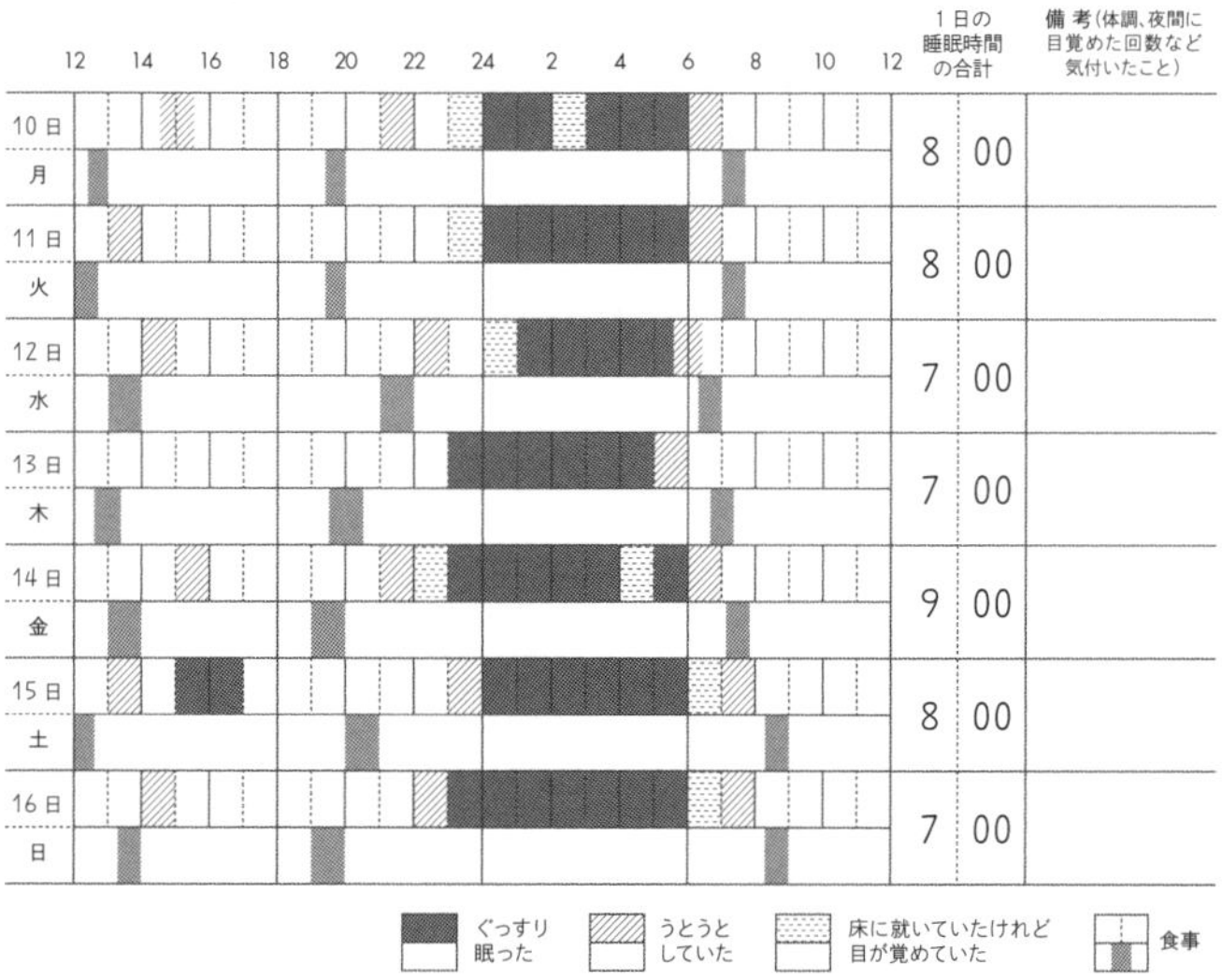

で4週間）の日誌をつける必要があります。また、起床時や寝る前など、いつも決まった時間に記録することも大切です。

日誌を見直してみて、平日（月曜日から金曜日）の睡眠時間を合計してみます。

5日間の合計が30時間以下ならば、日ごろの睡眠時間が足りない可能性があります。

また、平日と休日の睡眠時間を比べることもポイントの1つです。休日は平日よりも2時間以上多く眠っていたら、平日の睡眠不足により睡眠負債が溜まっている状態といえるでしょう。

休日と平日の睡眠時間の差が30分以内だったら、その睡眠時間は、自分にとって必要な睡眠時間といえます。

ただし、睡眠時間が7時間以上確保できているにもかかわらず、午前中に強い眠気が襲ったり、日中ボーッとしたりする場合には、睡眠の質が低下している状態です。睡眠時無呼吸症候群などの疾患が影響しているかもしれません。

睡眠日誌は、睡眠の見える化だけでなく、不眠や睡眠の悩みで医療機関を受診した際にも、診察がスムーズになるなどのメリットもあります。

睡眠も大事な仕事の1つと考えてください。「眠れない」とやみくもに悩んでいるだけでなく、睡眠日誌で問題点を洗い出して対処することが先決です。ただし、睡眠に「点数をつける」など必要以上に自分の睡眠にこだわりをもってしまうのもマイナスになるので気をつけましょう。

43

「昼間眠くないか」で適切な睡眠時間を測る

人間は必要以上に眠れない生き物です。とはいっても、必要以下の睡眠では生きていけません。それでは最適な睡眠時間とは、どれくらいなのでしょうか？

睡眠時間は個人差があり、年齢によっても変化します。それでも大人の場合は平均して7時間。短くて6時間、長くても8時間。大多数の人は、6〜8時間の幅におさまります。

これはあくまで平均の話ですが、より自分にとって適切な睡眠時間を確かめるにはいくつかの方法があります。まず、日ごろの睡眠時間を基準に考える方法です。

あなたのふだんの睡眠習慣のままで、昼間の退屈な会議の間でも眠くならず、1日快適に過ごすことができ、週末もいつもと同じ時間に起床して活動できるなら、たとえ1日に6時間しか寝ていないとしてもその睡眠時間が必要睡眠時間です。「7時間寝なきゃ」などと考える必要もありません。逆に、7時間以上寝ていても眠いのであれば睡眠時間を増やす必要があります。

ほかには、4日間続けて完全に自由に眠れる機会をつくり、目覚ましをかけずに寝られ

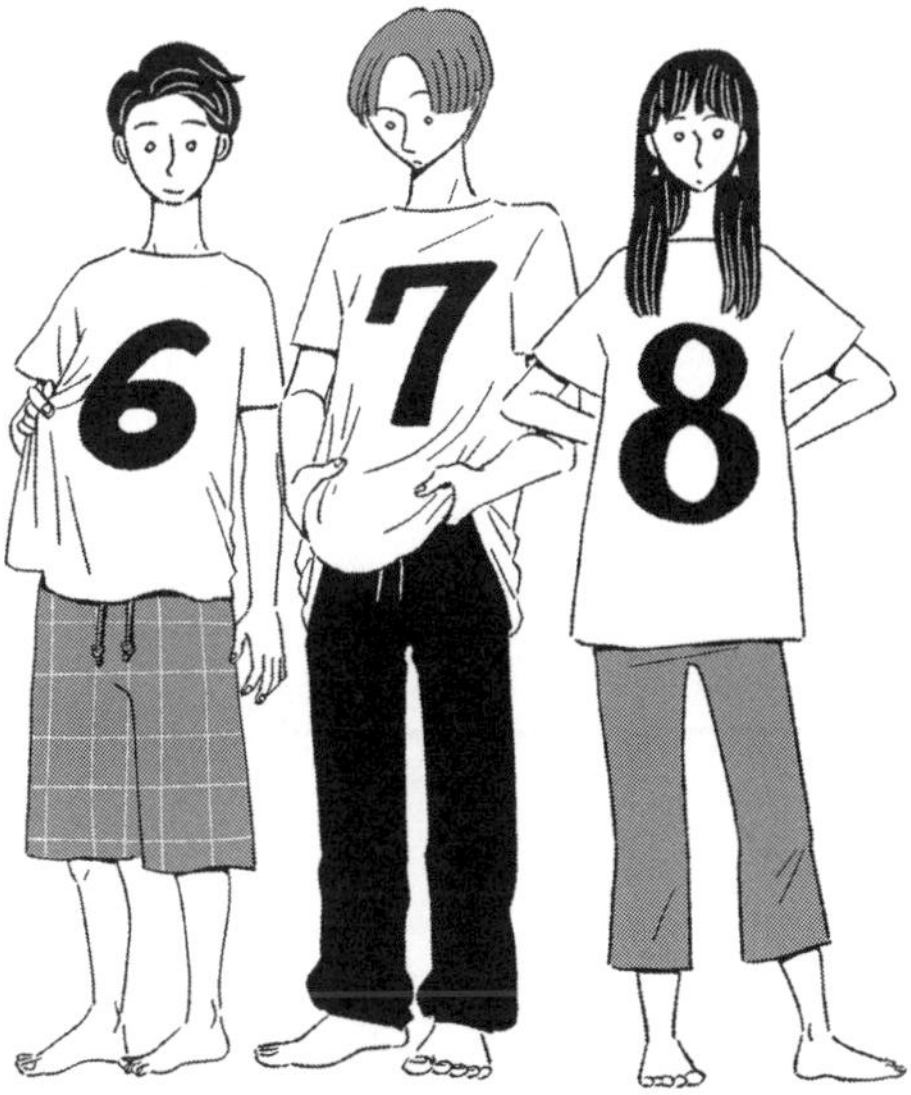
6
7
8

るだけ眠ってみる方法でも、自分に適切な睡眠時間を知ることができます。

ちなみに4日に設定するのは睡眠負債の返済を済ませるためです。1〜2日目は、日ごろ抱えている睡眠負債があれば、その〝返済〟のためいつもより長く眠り、その返済が済んだあとの4日目の睡眠時間が、その人にとって必要な睡眠時間を表しているのです。

自分にとって本当に必要な睡眠時間を知っておくことはとても重要です。実際に調べてみると、**現役世代では、自分が思っているよりも、適切な睡眠時間が長い**ことがあります。つまり、ビジネスパーソンの多くは、自分に適した時間よりも短い睡眠であるにもかかわらず「満足したつもり」で過ごしています。

無理やり、睡眠不足である脳と体にむち打って、起きている状態をつくり出しているといっても過言ではありません。これでは満足に仕事ができるわけがありません。

自分なりに必要な睡眠時間を把握して、その時間を基準にして日常を送れば、目覚まし時計がなくても自然に気持ち良く起きられます。日中に強い睡魔に襲われることもなくなります。その結果、小さなミスもなくなり、集中力が低下したりすることもありません。

44

寝だめせずに30分の仮眠をとる

平日に足りていない睡眠時間を休日の「寝だめ」で解消しようとする人も少なくありません。しかし、これまで繰り返し述べているように、休みの日にいつもより長く寝てしまうと体内時計が乱れて、週が明けたあとの平日の睡眠に影響を与えます。

「睡眠負債」は、負債という言葉からも借金を連想する人が多いかと思いますが、借金とはちょっと事情が違います。

お金を借りたときは、少しずつ返したり、まとまったお金が集まれば一気に借りたお金を返すことができますよね。ところが、睡眠負債の返済は、そう簡単にはいきません。なぜなら、**睡眠負債は睡眠の量や質などが絡み合う複合的なもの**だからです。

睡眠負債の返済に欠かせないのが、ノンレム睡眠です。つまり、夜は自分に適した睡眠時間をしっかり確保することです。その人にとって必要な睡眠時間が7時間だとしたら、やはり7時間寝なければ睡眠負債の解消にはほど遠いことになります。

一方で、休日の「寝だめ」で返済しようとする人は体内時計が乱れて、返済しているつもりでも、かえって負債を増やしてしまう要因になってしまいます。そもそも、**睡眠負債を完済するには、前の節でもお伝えしたように平均で4日かかる**ことがわかっています。休日の寝だめで、一気に返してしまおうと思わないほうが良いでしょう。

とはいえ、忙しい現代人が睡眠時間を満足なだけ確保できない要因もあります。そうなると、先に述べたように、日ごろから「30分以内の仮眠」で、少しずつ借金を返すようにして、補うしかありません。

しかし、**「30分以内の仮眠」では、深いノンレム睡眠をとることが難しく、睡眠負債の本来の返済にはなっていない**ことは知っておくべきです。もっといえば、寝不足を自覚して、睡眠負債が溜まっていることを認識することが大事です。

ちなみに、「この先、眠れない日々が続くから先取りして寝だめしよう」としてもできません。**お金と違って睡眠の〝貯金〟はできない**のです。

江戸っ子は、宵越しの銭は持たない、といいます。睡眠負債も、その日のうちに〝返済〟して、翌日に持ち越さないようにしましょう。

45

「眠れない」記憶はいつの間にか蓄積される

赤ちゃんは、いつもスヤスヤ眠っています。また、人間以外の野生動物が不眠で悩んでいるなんて話は聞いたことがありません。では、なぜ私たち人間は、成人になると睡眠で悩むことが多くなるのでしょうか。その1つが**寝つけないことそのものが無意識のうちに「恐怖」になってしまっているから**です。

「パブロフの犬」はみなさん、ご存じですよね。ロシアの生理学者パブロフが実験で発見した生理現象です。犬にベルを鳴らしてからエサを与えることを繰り返した結果、ベルの音を聴いただけで犬はよだれを出したのです。一定の条件下で無意識に起こる反応や行動を総じて「条件付け」と呼びます。

たとえば、マウスに音を聴かせて軽い電気ショックを与えることを数回繰り返すと、その音を聴かせただけでマウスは恐怖を示すようになります。この「条件付け」は、脳の「扁桃体」が深く関与しています。報酬（エサ）だけでなく、恐怖や不安でも条件付けが成立します。「条件付け」と同じ仕組みで、**「眠れない」という苦痛を繰り返していくうちに、**

眠るということが恐怖や不安になってしまうことがあります。また、毎日同じ寝室やベッドで「眠れない」と苦悩することで、その寝室やベッドが「苦痛な場所」と脳が勝手に〝学習〟してしまいます。これらを**「不眠恐怖」**といいます。

「眠れない恐怖」は無意識のうちに記憶として刻まれます。その無意識の記憶がよみがえるとき、脳も体も起きようとします。これが不眠を慢性化させてしまうのです。

「眠れない恐怖」に打ち勝つには、成功体験を積むことがポイントです。

寝床に入って15分眠れなかったら一度、寝床から離れる。必要以上に早く寝ようとしない。朝に太陽の光を浴びて体内時計をリセットさせる。夜の睡眠を妨害するような昼寝をしない。このような小さいことを積み重ねて、**「眠れた成功」を脳に〝学習〟させていく**ことです。

そして、もっとも大事なことは、**眠りにこだわりを持たない**ことです。赤ちゃんも野生動物も睡眠が重要だという認識がありません。もっといえば、寝ることへの執着がありません。睡眠に悩みがある人ほど、睡眠に対するこだわりが多いもの。睡眠に意識が向きすぎていることが、より眠れない自分をつくっていることに早く気づくべきです。

46

「早起きは三文の徳」は時代遅れ!?

「早起きは三文の徳」ということわざがありますが、いまはこのことわざは通用しない時代です。睡眠の悩みの多くは、体内時計や自律神経など人間に備わっているシステムと科学技術が発達した現代社会との「ギャップ」によって起きています。そのギャップを埋めるのも重要ですが、時代に合わせることも大切です。

今の時代に合わせると、「早起きすることは良いことだ」という認識をすぐにでも捨てるべきかもしれません。睡眠の研究をすればするほど、今の時代に早起きするメリットが見当たらないからです。

たとえば、学校の部活動では、今でも「朝練習」が行なわれています。授業前のわずかな時間でも練習をすることで、技術が向上するという考えだと思いますが、そのためには、早く起きなければいけません。その結果、睡眠は不足してしまいます。

早寝早起きが苦にならない「朝型」と、遅寝遅起きの「夜型」がいますが、これは生まれつき決まっています。 2019年に英エクセター大学の研究チームが、約70万人の遺伝子情報を調べ、早くに眠りにつきたい朝型と、夜に能率が上がる夜型が351ほどの遺伝子の組み合わせで決定していることを報告しました。今では、**夜型の人をコントロールさせて朝型になることは、ほぼ不可能**というのが常識になっています。

朝型や夜型の睡眠のタイプである「クロノタイプ」は、年齢によって変化しますが、思春期になると、ほとんどが「夜型」になります。10代になると早起きが苦手で、夜更かしが多くなるのは当たり前のことなのです。

ましてや現代においては、気が向けば夜中でも見ることのできるさまざまなコンテンツが誘惑になっていて、就寝時間は遅れる一方です。

そんな宵っ張りの子どもが、朝の部活動をするために早起きをするということは、単純に睡眠時間を削っているだけです。寝不足で頭がボーッとした状態で練習をしても、調子を崩したり、怪我をしたりするだけで、技術が上達することは期待できないでしょう。

夜型の人間にとって、朝練をする時間があるなら、その分、睡眠をとりたいというのが本音です。今の時代に合わせるなら、部活動は夜にやるほうが理にかなっているといえます。少なくとも朝練には、向き、不向きがあるのです。それでも私たちは「早寝早起き」が良いと、小さいときから刷り込まれて育ってきました。

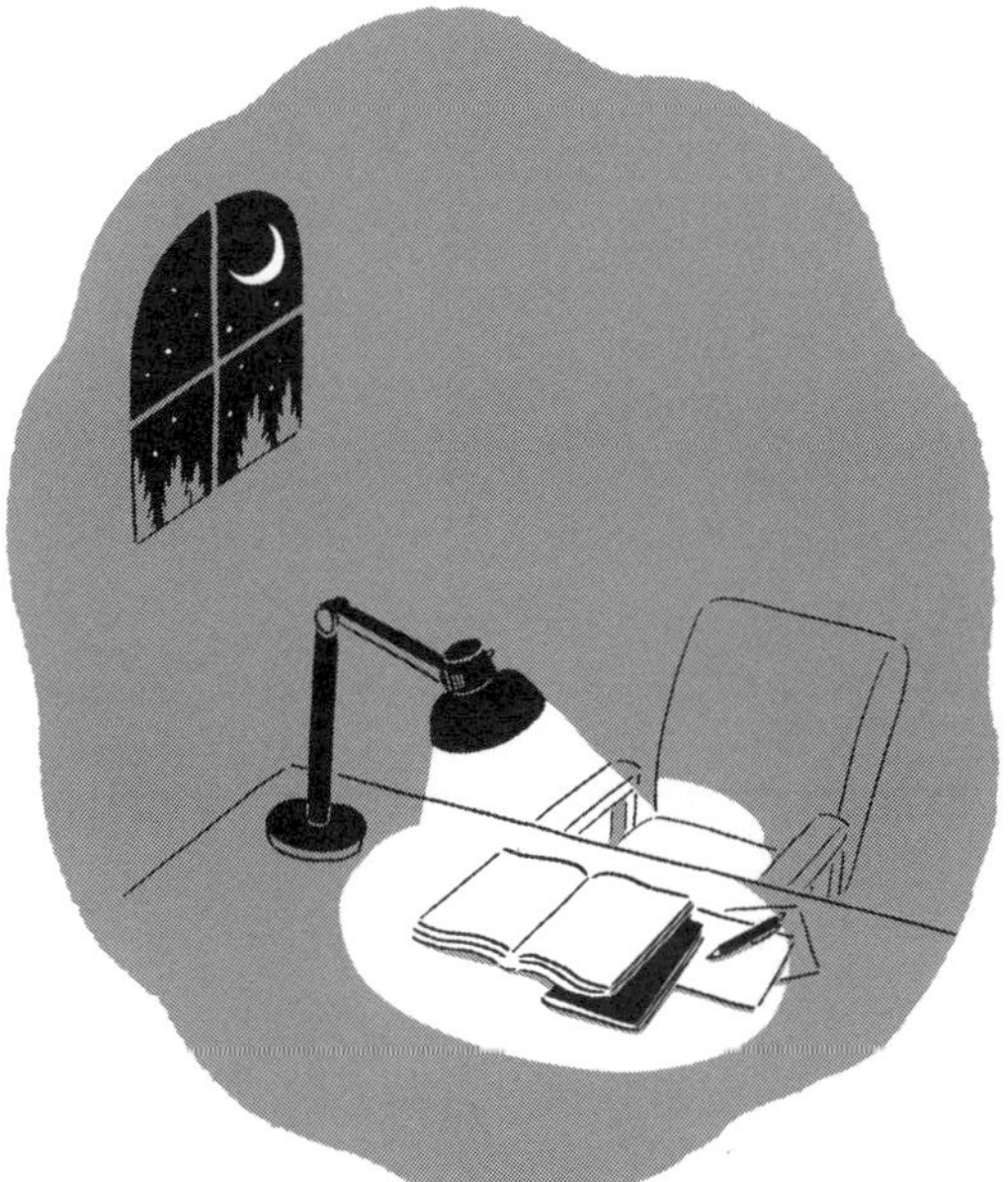

「朝型になりたい」と憧れを抱いている人も多いでしょう。これは、今の社会も朝型の人に合わせてつくられているからだと考えられます。これまで夜型の人は、懸命に朝型に合わせて暮らしてきたのです。

「早起きすることは良いことだ」という幻想に惑わされることなく、適性に合わせた働き方ができる社会の仕組みを考えるべきでしょう。

47 睡眠薬は「眠る成功体験」のサポート役

昔のテレビや映画では、「睡眠薬」を大量に飲んで自殺するというシーンがありました。そのせいで、「睡眠薬」に怖いイメージをもっている人も少なくありません。しかし、このイメージはアップデートする必要があります。

現在、そのような危ない薬は出回っていません。だからといって睡眠薬をやみくもに使うことを勧めているわけではありません。**睡眠薬をあくまでも「眠れる」という成功体験をサポートするものと捉えて、専門医と相談のうえで補助的に使い、睡眠において「良好なスパイラル」が生まれたら薬はやめる**ということが大事です。

眠りたいのに「眠れない」ことが恐怖や不安になって、さらに睡眠ができなくなる、という悪循環を断ち切るには、「眠れた」という成功体験をつくる必要があります。睡眠薬は、睡眠の「悪循環」を解消する1つの手段です。

では、睡眠薬でなぜ眠れるようになるのでしょうか？　みなさんの睡眠薬へのイメージをアップデートするためにも簡単に説明しましょう。

まず前提知識として、脳内には「鍵」のような神経伝達物質と、神経細胞の上にある「鍵穴分子」が合わさることで、さまざま情報が伝達されることを思い出してください。脳内にある物質にはそれぞれの〝受け皿〟があり、そこに脳内物質が入ります。

現在、不眠症などに使われている睡眠薬は大きく3つに分けられます。

もっとも多く使われているのが、不安やイライラを取り除く神経伝達物質「GABA」の働きを強める**「ベンゾジアゼピン系睡眠薬」**と**「非ベンゾジアゼピン系睡眠薬」**です。**GABAには、眠りに導く作用**があり、いずれの薬も、GABAの〝受け皿〟にくっ付いてGABAの効果を高めることにより眠気をもたらします。いわば、脳全体の神経のブレーキを踏むようなもの。このときの睡眠を脳波で調べると、アルコールや麻酔で眠っているときと似ています。また依存性や、飲まなければ眠れなくなってしまうという「反《はん》跳性《ちょうせい》不眠」が起きることも知られているので注意が必要です。

一方、**起きている状態をサポートする神経伝達物質「オレキシン」の働きを邪魔する睡眠薬**が**「オレキシン受容体拮抗薬」**です。オレキシンの〝受け皿〟をブロックすることで「覚醒のスイッチ」を遮断。オレキシンが作用しないようにする薬です。

「オレキシン受容体拮抗薬」の特徴は、副作用が比較的少ないこと。依存性も弱いとされています。さらに、脳波を調べてみても、「オレキシン受容体拮抗薬」で導かれる睡眠は、自然の眠りとほとんど変わりがありません。

また、**体内時計に働くホルモン「メラトニン」の〝受け皿〟を刺激することで、眠りを引き起こす**のが**「メラトニン受容体作動薬」**です。夜になると脳から全身へと放出されるメラトニンによって眠りに入りやすくなります。この睡眠薬は、メラトニンの作用を真似したもので副作用や依存性も少なく、とくに体内時計の乱れによる不眠症に効果があるといわれています。ただし、体内時計が整い、自然に眠れるようになるには2〜3週間ほど服用する必要があるため、飲みはじめてすぐに「効かない」と判断しないことが必要です。

いずれにしても、睡眠薬を服用する場合には、医師のしっかりした指導が不可欠です。

また、睡眠薬は悪いスパイラルを解消する解決策の1つではありますが、ゴールは「薬なしで眠れるようになること」というのは忘れないでください。睡眠薬がないと眠れない、と思うようになり、睡眠薬に依存する状態になってしまっては、元も子もありません。

48

体調不良のときに寝たほうがいいわけ

「風邪気味で鼻が詰まっている。明日の会議でうまく話せるかな」

「腰が痛いな。明日子どもを抱っこできるだろうか」

体調が悪くなると、まっ先に頭に浮かぶのが、仕事や家族の心配という人がほとんどでしょう。しかしこれからは、体調がすぐれないときは、自分の睡眠の質が低下することにも気をつかってあげてください。

「睡眠の質が低下すると体調が悪くなる」という人は多いですが、意外と**「体調が悪くなると睡眠の質も確実に落ちる」**という認識をもっている人が少ないように思います。

咳が出たり、鼻が詰まったりしたときに寝苦しかったことはありませんか？

鼻が詰まったまま寝ると、寝ている間に呼吸が乱れます。その結果、しっかりした睡眠がとれなくなります。また、風邪をひいているときは、体温調節がさかんに行なわれます。汗をかいて不快な思いをしたり、寒気が生じて目が覚めたりすることがあります。

痛みや不快感があると、それがストレスとなって深い眠りを妨げます。体調が悪いと、ふだんは何気なくやり過ごしているストレスや不安が大きくなることもあり、そこで感情が揺り動かされて、脳や体が起きている状態に傾こうとします。

このように、ちょっとした体調の変化でも、睡眠に大きな影響を及ぼします。

そもそも、現代人は疲れ果てています。その要因の多くは、肉体的な疲れではなく「脳の疲れ」。もっといえば、ストレスからくるダメージです。

肉体的な疲れは、体を休めることで、ある程度は解消に近づきますが、ストレスによるダメージは、そう簡単には解消できません。ストレスがあると、自律神経のなかでも、車でいえばアクセルの役目を果たす「交感神経」が過度に働き出します。夜になると、本来、優位になるブレーキ役の「副交感神経」の働きを阻害します。わかりやすくいうと、体をリラックスモードにさせずに、つねに戦闘態勢でいようとします。この状態で眠ったとしても質の向上は期待できません。

ストレスがない世界などありません。対峙しながらも、ストレスを受け流す術も大切です。そのために、**肉体的な疲労があるときや体調不良のときこそ、睡眠に心を配るような意識変革が必要**です。

49

脳波を観察しないと睡眠は採点できない！

「今日はよく眠れた。100点の睡眠だったな」など、自分の睡眠を採点していませんか？最初にお伝えすると、自分自身で睡眠を採点することはできません。

最近では、スマホのアプリなどで睡眠を採点するものも登場していますが、**睡眠を評価するには脳波を調べる必要がある**ので、枕元に機械を置いただけで正確に睡眠を評価し、採点することもできません。睡眠は**「意識がない状態」**です。正しくお伝えすると、睡眠とは、「〈動かない〉〈外界からの刺激に対する反応が鈍い〉〈睡眠状態と覚醒状態の変化は可逆的で、すばやく推移する〉〈睡眠できない状態が続くと反動があって次の睡眠は長くなる〉」です。つまり、睡眠は無意識のうちに行なわれています。

無意識なので、自分で睡眠の評価をすることはできないと思ってください。たとえば「昨日はよく眠れなかった」と感じても、脳波を観察すると、時間と質では、十分な良い睡眠をとっていることもあります。逆に、浅い睡眠がダラダラ続いているような、量と質がまったくとれていない場合でも、本人は「よく眠れた」と感じることもあります。

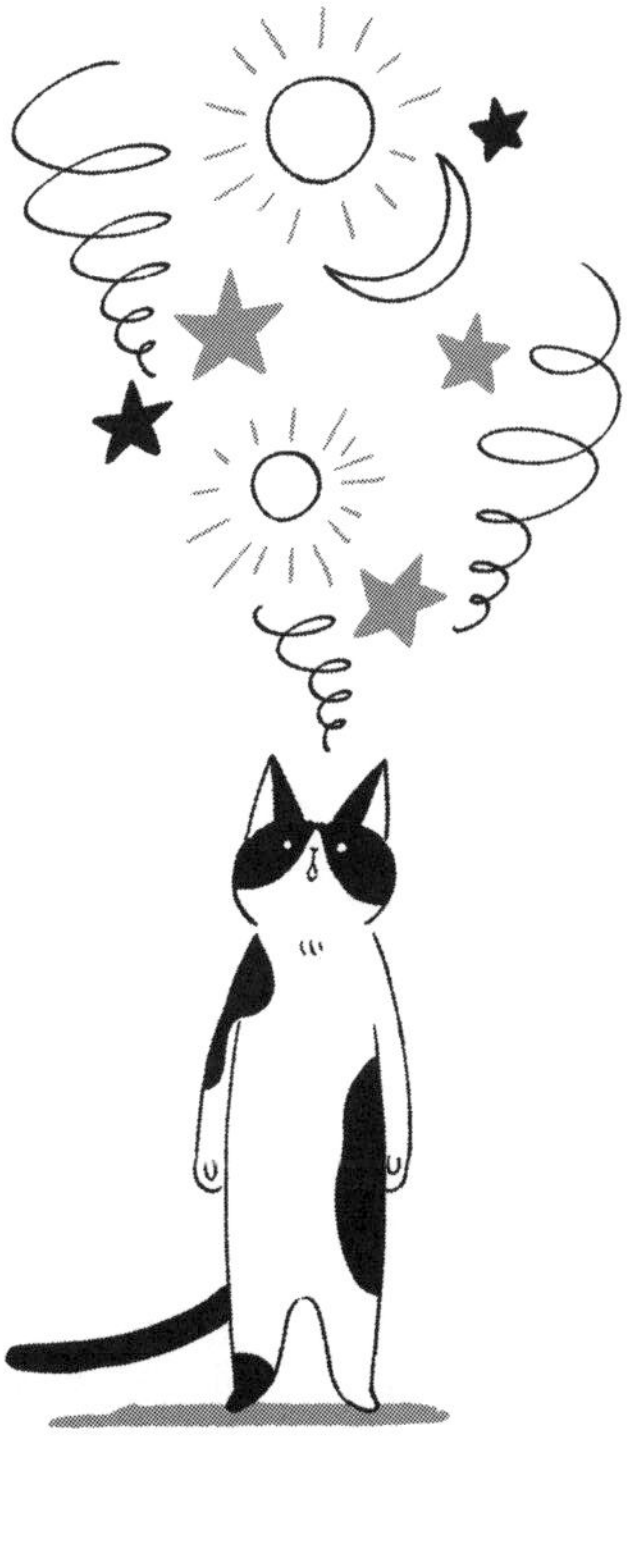

睡眠は、自分の評価と客観的な評価では大きく異なることが多いのです。

自分でできる睡眠の評価は、昼すぎに少し眠くなる時間はないか、夜寝るまでふつうに生活ができているか、朝の目覚めたときのスッキリ感や体調はどうか、など、あくまで日中の活動をもとに考えてください。

睡眠の評価は、睡眠に不安があったり、悩みがあったりする人がしがちな行為です。自らの睡眠を採点して「昨日の睡眠は60点だった」という人がいますが、そのような後ろ向きの考えは、睡眠に対するこだわりを強めるだけで何の意味もありません。

なかには、リストバンドタイプや枕元に置くタイプの睡眠計（アクチグラフ）を使って睡眠を評価しようとする人もいますが、こうした睡眠計は、体の動きを見て睡眠の質を判断するものです。ゲーム感覚で使うなら良いのですが、正確な評価はできません。繰り返しますが、睡眠を客観的に評価するには、脳波を調べるしか方法はありません。

これまでの睡眠時の脳波測定は、入院したうえで臨床検査技師などのスタッフによる検査を受ける必要がありました。２０２０年には、自宅で眠っているときの脳波を調べられる「在宅睡眠脳波計測サービス」が登場しています。誰でも手軽に、高い精度で自分の睡眠を評価できる時代がまもなくやってくるでしょう。

50

「夢遊病」に夢は関係していない

睡眠についての誤った情報として、「ノンレム睡眠は脳の休息で、レム睡眠は体の休息」があります。第1章で説明したとおり、**レム睡眠の間は、全身の筋肉が緩みきっていますが、体が休んでいるわけではありません。**

レム睡眠の特徴の1つが、**夢を見る**ことです。しかも生き生きとした夢を見ます。そのため、筋肉を緩ませていなければ、夢のなかと同じように体を動かしてしまいます。**レム睡眠中は、体が休んでいるのではなく、脳が指令を出して体を動けなくしている**と考えたほうが良いのです。

このシステムがうまく働かず、レム睡眠中に見ている夢がそのまま現実の行動に反映してしまう病気もあります。**「レム睡眠行動障害」**です。

私の知っている、レム睡眠行動障害と診断された50代の男性は、寝ているときに大声で何かを叫びながら目覚まし時計を壁に投げつけたことがありました。別の日には、急に立ち上がり、よろめいて寝室のドアを壊してしまいました。そのときこの男性は夢のなかで

「おかしな男に追われて、逃げていた」というのです。

ほかにも真夜中に大声で歌をうたったり、叫んだり、嫌な夢を見ては、ベッドの上で急に上半身を起こして目が覚めることが繰り返されたそうです。これほどまでの行動をとっているにもかかわらず、本人はそのことをまったく覚えていませんでした。

レム睡眠行動障害は、脳幹という部分の神経細胞の障害によって起こると考えられています。本人の自覚がないため、病気に気づいていないケースも少なくありません。パーキンソン病やレビー小体型認知症につながることがあるので、家族が気づいたら本人に伝えて、早めに医療機関を受診することが大切です。

寝ているときに体が動くといえば**「夢遊病（正式には「睡眠時遊行症」）」**があります。英語で「Sleep Walking」というように、寝ているときに立ち上がったり、歩き回ったりすることです。夢遊病は、3～8歳の子どもに多く発症し、7歳までに4人に1人が発症するとされていますが、多くの場合は、成長につれて治ります。

「夢」という字が含まれていますが、実は夢とは関係がありません。夢遊病は、ノンレム睡眠のN3のとき、つまり深い睡眠時に起こります。N3では、そもそもストーリー性のあるような長い夢は見ていないのです。

では、夢遊病とはいったいどのような症状なのでしょうか？

夢遊病は、部分的には覚醒、言い換えると「脳の大部分が眠っているが、一部が起きている状態」です。これは、「睡眠時随伴症」と呼ばれる疾患の一部で、まれに大人にも見られます。料理をしたり、絵を描いたり、車の運転をしたりするなど、複雑な行動をとる人もいます。

「レム睡眠行動障害」も「睡眠時随伴症」も寝ている間の症状なので、自分で気づくことが難しいことに加えて、睡眠に対する誤解によって症状を正しく知らない人も多いです。自分の体を守るためにも、睡眠について正しい知識を身につけましょう。

51

よく寝ると、ダイエットに効果的!?

「肥満にならないように食生活を見直す」「最近、体型が変わってきたから運動をはじめる」という人は多いですよね。睡眠の研究をしていると「肥満にならないように睡眠に気をつかう」という人がもっと増えてほしいと感じます。

寝不足は、脳と体にとって危機的状況で、さまざまな悪影響を及ぼし、「肥満」もその1つです。そうです、**寝不足は肥満につながる**のです。

米コロンビア大学による、**1万8000人（32～59歳）を対象とした調査では、平均睡眠時間が6時間の人は、7時間睡眠の人に比べて肥満になる確率が23％高い**ことを明らかにしました。さらに睡眠時間が5時間と答えた人は50％、4時間以下の人にいたっては、73％も肥満になる確率が高くなることが判明しました。

この調査以外にも、世界各地で行なわれた大規模な調査で、**睡眠時間が短い人ほど、太っている傾向がある**ことが示されています。

なぜ、寝不足になると肥満になるのでしょうか？

わかりやすいのが運動不足です。睡眠時間が短いことで昼間でも眠くなり、疲労感も溜まります。その結果、運動しなくなり、肥満が進んでいきます。また、起きている時間が長いとその分だけ食べてしまうということもあります。

さらには、食欲を左右するホルモンの変化が考えられます。胃でつくられる食欲を高めるホルモン「グレリン」は、寝不足になると、分泌量が増えて食欲が増進します。一方、全身にある脂肪細胞では、食欲を下げるホルモン「レプチン」がつくられます。脂肪は、いわば「エネルギーの貯蔵庫」で、満杯になっている状態が肥満だと思ってください。**睡眠が足りていないと、食欲を抑制するレプチンも減る**ので、しっかり食べて「エネルギーの貯蔵庫」を満たそうとするのです。

つまり、脳と体にとって危機的な状態である**寝不足は、食欲を旺盛にするだけでなく、せっせとエネルギーの貯蔵庫に脂肪を詰め込もうとしている**のです。

また、寝不足による肥満は、自律神経のバランスが乱れることでも起こります。

糖質をとることで血液のなかで増える血糖（ブドウ糖）は、体にとって大切なエネルギーです。ただし、血糖が増えると「インスリン」というホルモンが分泌されて、筋肉や肝臓などに運ばれ、いざというときのために蓄えられます。ところが、糖質を過剰に摂取して、血糖が余りすぎると、インスリンによって合成されて脂肪として蓄積されます。

2018年、筑波大学の研究チームが、レム睡眠が不足するとマウスの食欲がどのように変化するかを調べました。その結果、砂糖の主成分である「ショ糖」と脂質の摂取量が増加することが明らかになりました。また、ショ糖を欲するのは、脳の「前頭前皮質」がコントロールしているようだということがわかりました。一方の脂質を食べたくなる欲求をコントロールするのは前頭前皮質とは別のところにあると考えられる、ということもわかっています。

これはマウスを使った実験ですが、人間にも十分当てはまります。私たちも、寝不足になると、甘いものや脂っこくて太りやすいものが食べたくなるものです。寝不足は、脳にとって危機的状況です。その結果、脳が「すぐにエネルギーを確保せよ」との指令を出します。脳の指示に抗うことは、そう簡単にはできません。

睡眠時間が足りないと、無意識のうちに、体重がどんどん増えていきます。ダイエットをするためにバランスの悪い食事や過度な運動を行なう人もいますが、まずは睡眠習慣を整えることに意識を向けてみてください。

52

寝る前のお酒はどうしてダメなのか？

2023年のワールド・ベースボール・クラシック（WBC）で活躍した大谷翔平選手が、大会期間中に同じ日本代表のラーズ・ヌートバー選手に夕食に誘われた際、「寝ているから」と断ったことが話題になりました。結果が求められるアスリートとして、大谷選手はふだんから〝睡眠ファースト〟の姿勢を貫いているのでしょう。

近年、睡眠の重要性がさかんにいわれるようになり、寝ることを第一に考える人も増えてきました。とはいえ、睡眠に対する正しい情報を知らないことで、せっかくの意識もかなり誤った睡眠ファーストになってしまっていることがあります。

ベッドにいる時間のうち、客観的にどれだけ眠っているかを**「睡眠効率」**といいます。**睡眠効率を高めることこそ、睡眠ファーストにつながります。**

しかし、「とりあえず寝床にいれば良い」と勘違いして、早い時間から横になってはいるものの、持ち込んだスマホでずっと動画を見ている人もいます。休日には16時間も横になっている人もいるようです。このような間違った睡眠ファーストは、睡眠効率が大きく低下し、さらには動画を見ていることで、体内時計も乱れてしまいます。

また、アルコールの力を借りて、誤った睡眠ファーストを実践している人も多くいます。

たしかにお酒には、入眠効果があります。不眠症治療薬にベンゾジアゼピン系の薬がありますが、この薬と同じような仕組みで、アルコールはかなり強い力で眠りに誘います。

しかし、睡眠薬と違うのは、アルコールの入眠効果が30分ほどと短いことです。1時間も満たないうちに効果がなくなり目が覚めてしまいます。さらに、アルコールが代謝されると「アセトアルデヒド」という覚醒作用がある物質に変わります。しかも、アルコールには利尿作用があるため、何度もトイレに行くようになります。これでは睡眠の質が高くなるわけがありません。

楽しむ目的でお酒を飲むことは悪いことではありませんが、**睡眠を目的として飲酒しても、入眠以外は悪いことしかありません。**寝酒を習慣にしている人も多いと思いますが、多くは条件付け——お酒を飲んだら眠れたと脳が勘違いしているだけかもしれません。お酒がなくても眠れないか、一度試してみてください。

第6章

年齢・体質と睡眠学

53

訓練してもショートスリーパーにはなれない！

「自分がロングスリーパーか、ショートスリーパーか」といった会話をしたことがある人は多いのではないでしょうか？　なかには日ごろの忙しさから短い睡眠時間でパフォーマンスを上げるために「ショートスリーパーになりたい」という声も耳にします。

人間は、「ヒト」という集団のなかでも遺伝子の組み合わせが異なる個体が存在しています。これを**「遺伝的多型」**といいます。わかりやすくいえば親から受け継ぐ**体質のことで、人間はそれぞれ「生まれつき決まっている」体質があり、睡眠習慣もその1つです。**

「生まれつき決まっている」もののなかに血液型があります。血液型にはA型、B型、O型、AB型の4つがあり、これは血液型を決める遺伝子の形質「A、B、O」の3つの組み合わせで決まっています。ただし、血液型は、「生まれつき決まっていること」ですが、性格や思考、相性などには影響しません。つまり血液型による占いや性格判断がありますが、これはまったく科学的な根拠がないのです。

一方で、睡眠習慣は「生まれつき決まっていること」が日ごろの生活に大きく影響を及

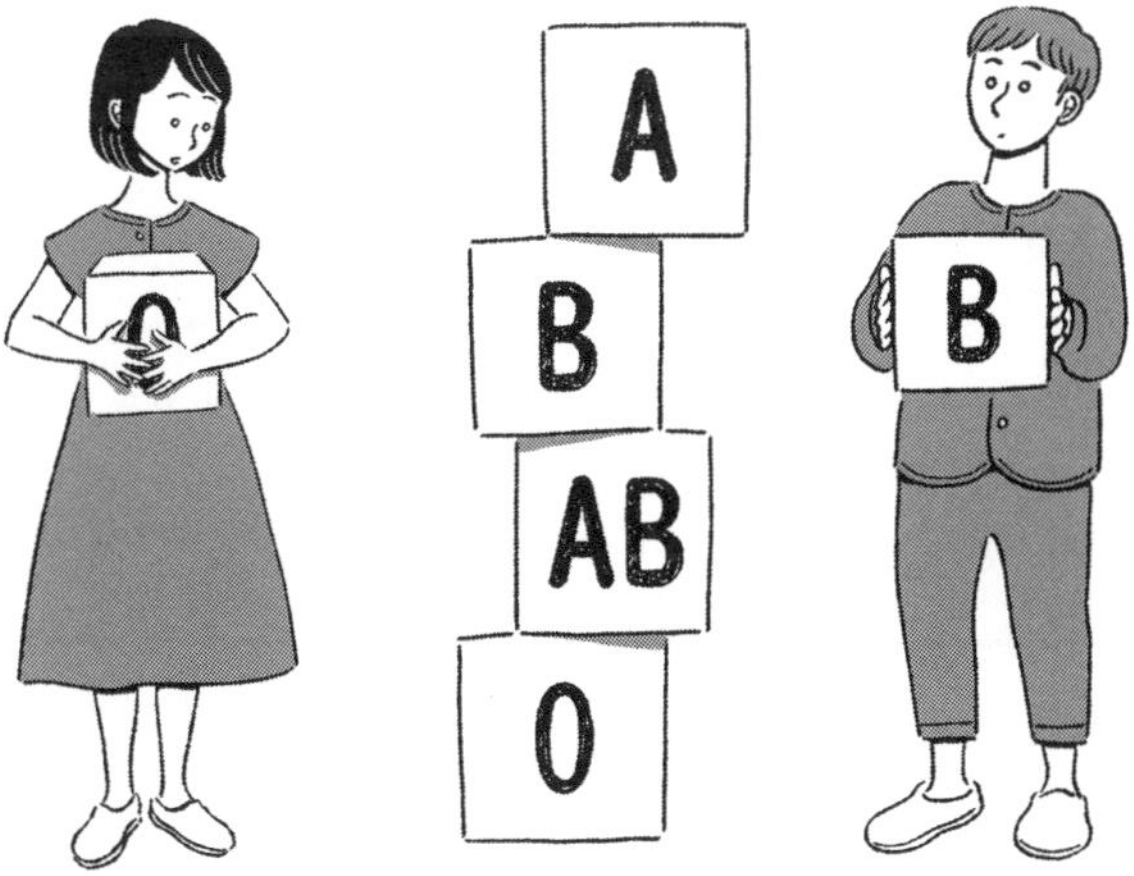
A
B
AB
O
B

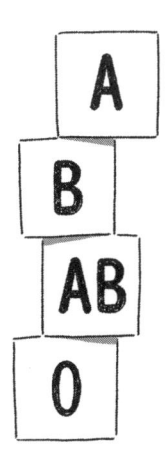

ぼします。たとえば、睡眠時間の長さや短さ、入眠や起床の時刻などに個人差があるのは、就寝時間や睡眠時間に強い影響を与える遺伝子があるからです。

「家族性睡眠相前進症候群」（ＦＡＳＰＳ）という遺伝性の睡眠障害の患者は、夜７時前に就寝し、夜明け前に起き出すという生活を送ります。この病気では「Ｐｅｒ２」という時計遺伝子に変異があり、体内時計のリズムが短縮してしまうのです。時計の進みが速いため、とても早い時間に眠くなり、また早く目が覚めるのです。

反対の症状の**「睡眠相後退症候群」**は、就寝時刻や起床時刻が、通常の人に比べて非常に遅くなってしまう疾患です。家族からの遺伝だけでなく突発的に起こる場合もありますが、どちらも「Ｐｅｒ３」という時計遺伝子が変異していることがわかっています。

４〜６時間の睡眠でこと足りる**「短時間睡眠者」**、いわゆるショートスリーパーの遺伝子は複数あり、たとえば、「ＤＥＣ２」という時計遺伝子変異があることが報告されています。

また、心拍数や血圧上昇の作用があるホルモン「アドレナリン」の分泌に深く関わる「ＡＤＲＢ１」という遺伝子の変異はショートスリーパーに関与していることがわかっています。

いずれにしても、**睡眠習慣は遺伝的な体質によって決まっています。**ショートスリーパーの人も1000人に1人もいないと言われています。つまり**訓練すればショートスリーパーになれると思うのは大きな誤解です。**

近年、私たちの個体差や個性のもとになっているのは、さまざまな遺伝子にある微妙な差の蓄積だと考えられています。もし、短時間睡眠を強要されたり、寝る時間を削るような仕事を頼まれたりしたら、遺伝的体質を「後ろ盾」に抵抗しましょう。

周りの環境に合わせて、睡眠習慣を変えたいと思うことがあるかもしれませんが、血液型が変えられないのと同じで、睡眠の習慣も変えられるものではないのです。

54

現代人は寝不足をごまかしている

「どうしても眠れなかったら横になってなさい。睡眠と同じ効果があるのよ」

小さいころに、親からこのようなことを言われたことはありませんか？

たしかに、横になって休むことで疲労回復の効果はあります。しかし、本来の睡眠で行なわれる「脳のメンテナンス」ができていないことから、睡眠の代わりにはならず、間違っているといわざるを得ません。

朝、目覚めたときの気分は、睡眠の質を評価する1つの指標です。これを「睡眠休養感」と定義づけて、ベッドや布団で過ごす「床上時間」と実際の睡眠時間との関係を調べた研究がありました。

成人（40〜64歳）の睡眠休養感と睡眠時間、床上時間との関連を調査した国立精神・神経医療研究センターの報告では、睡眠時間が「5・9〜6・9時間」で睡眠休養感が「ある」と答えた人を基準に将来の死亡リスクを調べたところ、「5・5時間未満」で、睡眠休養感が「ない」と答えた人は1・54倍、「ある」と答えた人でも1・34倍も死亡リスクが上昇することが明らかになりました。

その一方、**「6・9時間以上」の睡眠をとっている人は、睡眠休養感のあるなしにかかわらず、死亡リスクが低下する**ことがわかりました。

この研究から見えてくるのは、現役世代で、**睡眠時間が5時間30分以下の人は睡眠の質にかかわらず、将来、病気で死亡する確率が高くなる**ということです。

現代人の睡眠時間は明らかに不足しています。それならば、睡眠時間を増やせば良いだろうと誰でも思いますが、そう簡単な話ではありません。

なぜなら、とりわけ若い働き世代のほとんどが「睡眠時間が足りてない」と認識していないからです。仮に、睡眠不足を少しは自覚していたとしても、風邪をひいたり、発熱したりしない限り寝不足を解消しようとせずに、体にむち打って、ふだんと変わらない生活を続けているだけなのです。

まずは自分が寝不足であることをしっかり意識すること。そのうえで、まずは睡眠時間を増やす手立てをとることが第一歩です。

55

「朝型」「夜型」は年齢で変わる

「朝型」か「夜型」かといった睡眠のタイプ「クロノタイプ」に合わせて就寝時刻を決めることが理想です。このクロノタイプは、遺伝的要因によってある程度決まっていますが、年齢によっても変化することは106ページでも説明しました。

10代では、ほとんどの人が夜型ですが、40～50代で少しずつ朝型になっていき、その傾向は、年を重ねるほど強くなっていきます。これは、**呼吸や体温を維持するなど無意識に行っている活動で消費されるエネルギーである「基礎代謝量」が低下するから**です。日中に活発に動くことも少なくなり、短い睡眠でもこと足りることも関係します。その結果、高齢者になると睡眠時間が短くなり、朝型になるのです。

また、女性の場合は**「プロゲステロン」**という女性ホルモンの影響もあります。**プロゲステロンは、眠気を誘う作用がある**ことがわかっています。**月経前や妊娠前期は女性ホルモンが多く分泌されるため眠気が強くなる**のです。逆に、女性ホルモンの分泌量が減少する閉経後は、眠りの質が低下していきます。とはいえ、ホルモンの影響は体の仕組みの問題だから、睡眠習慣に関してはあまり気にすることがないでしょう。

高齢者になると、不眠を訴える人が急増します。この訴えのなかには、本来ならば睡眠が足りているのに、夜型だったころの自分と比べて、思うように眠れていないと思っているケースも少なくありません。なかには、昼間に必要以上の仮眠をとってしまい、その結果、夜の睡眠の質が低下しているケースも多いのです。さらにいえば、実際には8時間の睡眠をとっているにもかかわらず「3時間ぐらいしか眠れなかった」という人もいます。これは「自分は眠っていない」という思い込みによるいわゆる「睡眠誤認」でしょう。

いずれにしても、**睡眠習慣は、過去の自分と比べるのではなく、今の状態に合わせることです。**

自分が朝型か夜型かは、ウェブ上にある「朝型夜型質問紙」である程度は知ることができます。この質問紙では、19項目の質問に答えて「超朝型」「朝型」「中間型」「夜型」「超夜型」を判定してくれます。判定結果をもとに、自分の生活習慣を見直してみてください。

朝型か夜型かを知ることと同時に大切なのは、自分のもっとも適している状態、常日ごろの調子の良い状態を把握し、それをキープすることです。

56

どうして年をとると早起きになるのか？

新生児の赤ちゃんは、ミルクを飲むとき以外はほとんど眠って過ごします。1歳ぐらいになると、昼間に起きている時間が増え、夜眠ると、朝まで連続して眠ることができるようになります。昼寝が必要なのは、小学校に上がる前くらいまでで、その後は成長するにつれて、日中はずっと起きていることができるようになります。

このように**睡眠は、年齢によって大きく変わってきます。**年を重ねると睡眠時間は短くなります。なかには、寝るためには体力が必要で「年をとって体力が落ちたから長時間眠れなくなった」と思っている人もいますが、これは間違った認識です。

基礎代謝が低下することは先に述べましたが、年齢とともに体内時計が変化して、サイクルが短くなることも睡眠時間が短くなる要因の1つです。睡眠に関わるホルモン「メラトニン」の分泌が減り、逆に覚醒ホルモン「コルチゾール」は年をとっても分泌量が変わらないどころか増えていきます。さらにいえば、**睡眠と脳の発達は関係していると考えられており、加齢による「脳の老化」によって、睡眠の必要性が少なくなっているのです。**

60代以降では、睡眠の質にも変化が現れます。深い睡眠が少なくなっていき、N3のノンレム睡眠は、ほとんど見られなくなります。

加齢による筋力の低下も、睡眠の質の低下につながります。舌やのどの筋力が低下すれば、舌の根元やのどの奥の部分が落ち込み、いびきや睡眠時無呼吸症候群を招きます。さらに、尿を溜める膀胱は筋肉でできているため加齢により硬くなります。また膀胱をハンモックのようにして支える骨盤底筋も年齢によって緩みが生じます。これらの筋力が低下することで夜間にトイレに行くことも増えていきます。

このように、**年をとると、睡眠時間が短くなるうえに、睡眠の質も低下**します。しかし、悩む必要はありません。一般的に60歳では6時間ほどの睡眠で十分だと考えられています。**60代以上で6時間以上眠れる人は稀**といっても良いくらいです。

6時間以上眠れていないからといって、睡眠時間を多くしようとしても、眠れないことがストレスになって不眠を意識することにつながります。また寝床で過ごす床上時間を含めた睡眠時間が8時間以上の人は、7〜8時間の人と比べて死亡リスクが1・5倍も高くなるとの報告もあります。ベッドでダラダラ過ごすよりも、床上時間を減らすことで睡眠効率が上がり、不眠が改善するケースもあるのです。

57

「早寝早起きが体に良い」は嘘

睡眠に悩みを抱えている人のなかには「早寝早起き」を目標としている人もいます。「早寝早起きが健康に良い」と、いろんな場面で言われ続けてきた人は多いはずです。しかし、これも現代社会においては、幻想といっても良いでしょう。

早寝早起きは必ずしも良いわけではありません。たしかに、早寝早起きをしている人は「体内時計が整っている」とはいえるでしょう。しかし、睡眠学を研究している者からすると「体内時計が整っている」だけでは十分ではありません。

人によって体内時計のリズムが違うことが明らかになった今、早寝早起きをするだけで、健康的な生活を送ることができるという科学的根拠はないのです。**重要なのは必要な睡眠時間を確保すること**です。

経済協力開発機構（OECD）が、2021年に加盟33カ国を対象に行なった「1日の平均睡眠時間の調査」によると、全体の平均時間は8時間28分で、もっとも少なかったのが日本で7時間22分。次が韓国の7時間51分でした。

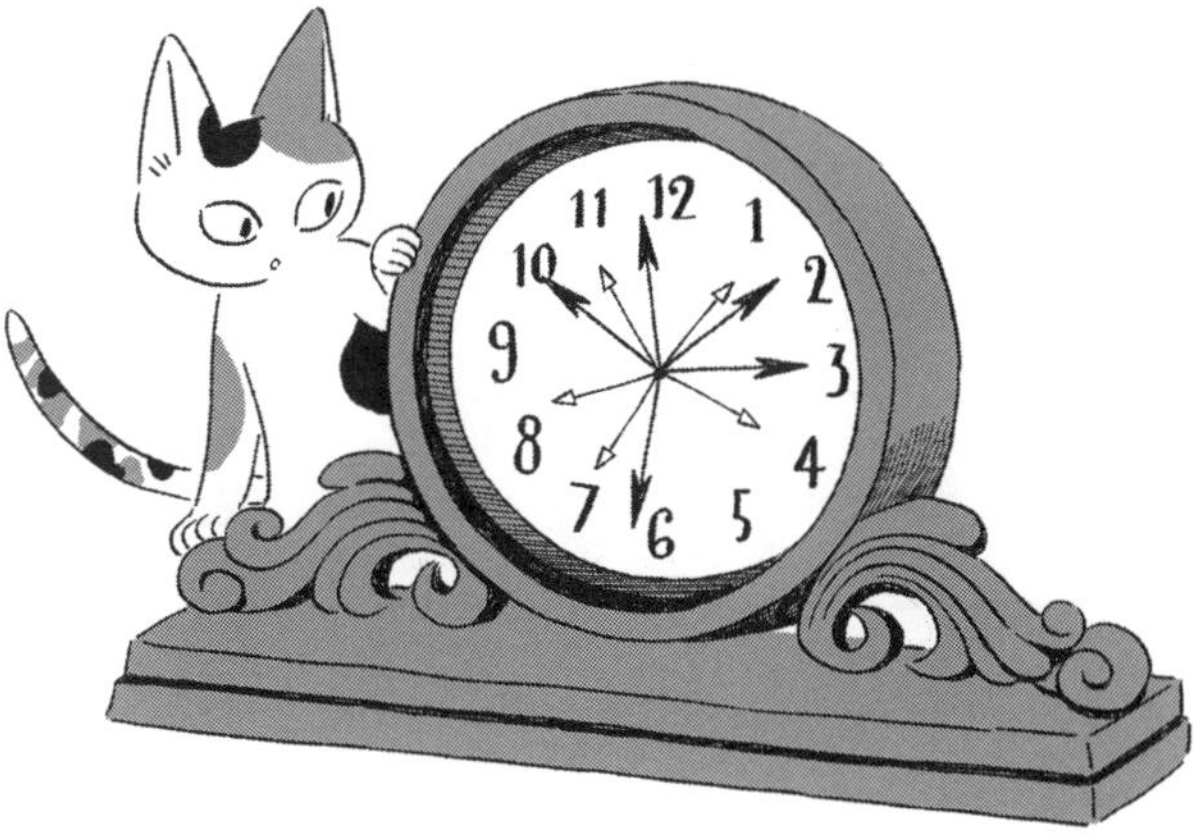

とくに日本は平均睡眠時間より1時間も短くなっています。日本の都市生活者はさらに少ないとされています。その一方、平均睡眠時間がもっとも長いのが南アフリカの9時間13分。次いで中国の9時間2分、アメリカの8時間51分です。米シンクタンクのランド研究所は、2016年に**日本人の睡眠時間が6時間未満と少ないことで生じる経済的な社会損失は年間15兆円になる**との試算を報告しています。

睡眠時間が短いほうが「真面目で勤勉な国」と思う人は、かなり時代に乗り遅れています。もはや、寝る間を惜しんで働くことが美徳とされる時代ではなく、**睡眠不足が、生産性を低下させ、国民の健康を脅かしかねない**ことにもっと意識を向けるべきでしょう。

「惰眠《だみん》を貪《むさぼ》る」という睡眠を貶める言葉もあります。とかく睡眠は「だらしない」「なまけている」と捉える人がいまだに多いようです。絵本『ウサギとカメ』では、足の速いウサギが寝ている間に、コツコツ歩いているカメに抜かれます。本来、カメは、ウサギと競っておらず、ゴールという目標だけを目指していたことを教える話ですが、幼いころに読んだこのお話を「惰眠を貪る」と誤って解釈している人もいるかもしれません。

睡眠における言説には、誤ったものや時代にそぐわないものが少なくありません。正しい理解で、睡眠に対する意識を高めていってください。

58

よく眠れる魔法の寝具はない！

眠るときの枕、掛け布団、シーツ、ベッドなどの寝具に対してこだわりをもっている人がいます。体質や好みに適した寝具で、十分な睡眠がとれているのならば、何もいうことはありません。

しかし、**こだわりすぎて、逆に眠れなくなることがあるので注意してください。**とくに「眠りたいのに眠れない」という悩みを抱えている人のなかには、寝具などへのこだわりが強すぎる人が多いようです。

寝具は、快適なものが良いに決まっています。もっといえば、**肌に触れた感触が心地良く、寝床のなかの温度や湿度にストレスを感じないのがベスト**です。そのうえで、枕の高さを数センチといった単位で変えたり、ベッドのマットレスに高いお金を払ったりすることで、心地良い眠りを得られるのなら良いでしょう。

しかし、こだわりすぎるあまり、「よく眠れる寝具」「安眠できる寝具」といったうたい文句に飛びつき、高くても買ってしまうのは少し考えものです。そもそも「枕が変わると眠れない」となると、出張先ではいつも眠れなくなってしまいます。

野生のチンパンジーは、木の上に、枝や葉っぱで寝床を自作します。その際に枝や葉っぱで微妙に調整して、自分好みのこだわりのベッドをつくり出すともいわれています。人間と同じく、寝具へこだわりをもっているんですね。

その一方で、野生のキリンやゾウは立ったまま睡眠をとります。また渡り鳥のヨーロッパアマツバメは、朝晩に高度3000メートル近くまで上昇し、ゆっくり降下をする間に眠るといわれています。つまり、生き物とは、どんな状態でも必要なときは眠るものです。

世の中には、サプリメントやグッズなどの睡眠アイテムが溢れています。安心を得ることによって快眠ができるならば、睡眠のアイテムの力を借りることは悪いことではありません。しかし、**生き物は、自然に眠くなるもの。寝具の善し悪しや、睡眠アイテムがあるかどうかにかかわらず、眠るのが自然な姿です。**

眠れない――そう感じたら、寝具を見直すのは悪いことではありません。安眠グッズを試してみても良いでしょう。しかし、いつかは眠れる――そんな気楽な思いで、確実にくる眠気を待っている〝諦めの姿勢〟も必要なのです。

59

起きたときの違和感は病院を受診したほうがいい

寝ぼけておかしな行動をしたことを他人に指摘されたことがある人は少なくないのではないでしょうか。では、寝ぼけて食事をするでしょうか。睡眠中にご飯を食べるなんてできるはずがない、と思いますよね。

しかし、**寝ている間に、自分でも気づかないうちに食べてしまう病気があります。それが睡眠関連摂食障害（SRED）です。**

ノンレム睡眠時の異常行動を「ノンレム睡眠随伴症」（ノンレムパラソムニア）といいますが、なかでも比較的多いのがこのSREDです。

SREDの患者は、就眠後1時間以内のノンレム睡眠時に、無意識に食べ物を食べはじめます。テーブルに置いてあるものを口にするような単純なものではありません。冷蔵庫のなかをあさるのはもちろんのこと、食材を取り出して、包丁で切ったり火を使ったりして料理をする人までいます。なかには、ドッグフードや生の肉、食べ物以外のものを食べてしまう場合もあります。

しかも、そのときに食べるのは脂肪分や糖分の多い高カロリー食です。それでも、当の本人はまったく覚えていません。翌朝、キッチンが汚れているのを見て「泥棒が入った」と疑うほどです。

ＳＲＥＤでは、患者の多くは女性で、10代後半から20代前半に発症することが多く、高カロリー食による体重増加、食べ物を飲み込む機能が不十分な睡眠中のむちゃ食いによる誤嚥《ごえん》、火事ややけど、虫歯など多くの問題があります。ＳＲＥＤは摂食障害ではなく、睡眠の病気であると考えられます。

睡眠障害と摂食障害の強い関連を示す疾患に、**夜間摂食症候群（ＮＥＳ）**があります。

夜中に起き出して食べ物を食べてしまうＮＥＳは、不眠や夜間のむちゃ食いと、朝の食欲不振、体重増加が見られます。患者はしっかり起きていて、翌日も記憶があります。拒食症（神経性食欲不振症）には、拒食のみのタイプと拒食と過食を繰り返すタイプがあります。ＮＥＳは拒食と過食を繰り返すタイプでも特殊なものと考えられています。

ＮＥＳとＳＲＥＤは病気の気質がかなり異なりますが、摂食障害患者の10～15％が、ＳＲＥＤを経験しているという報告もあります。

起床時に違和感が続くようでしたら、病院への受診を考えてみてください。

60

過眠症は昼も夜も睡眠と起きている状態を繰り返す

睡眠環境を整えて、睡眠時間を確保しても、日中、耐えられないほど眠くなってしまう。そんな症状が現れたら**過眠症**かもしれません。過眠症とは「日中に過度の眠気」が現れる睡眠障害です。

過眠症には「ナルコレプシー」「うつ病にともなう過眠症」「特発性過眠症」、さらには「睡眠時無呼吸症候群」があります。

覚醒と睡眠の切り替えで重要な働きをするオレキシンが欠乏することでなる病気がナルコレプシーです。特徴は強い眠気。しかも、時と場所を選ばずにやってきます。たとえば、駅のベンチで電車を待っていて「ああ、電車が来る」と立ち上がった瞬間に寝てしまったという症状もあるのです。

ナルコレプシーは、ひとたび眠ったらずっと眠り続けるわけではありません。睡眠を長く続けることができないのもナルコレプシーのもう1つの特徴です。スイッチが行ったり来たりするように、昼も夜も、睡眠と起きている状態が頻繁に繰り返されるのです。

たかが居眠りぐらいと思われるかもしれませんが、ナルコレプシーは大きな事故につながるだけでなく、大事な商談中に寝てしまったり、採用試験の面接中に眠ってしまったり、社会生活を送るうえで取り返しのつかない失敗につながる深刻な病気なのです。

うつ病では、覚醒をつくり出すセロトニンやノルアドレナリンの作用が弱くなっていると考えられています。そのため夜間の睡眠に問題がある場合が少なくありません。とくに深い睡眠が少なくなることで、日中、眠気を訴えたり、眠って過ごしたり過眠の症例が多く見られます。これがうつ病にともなう過眠症です。

特発性過眠症は、原因が特定できない過眠症です。前日にしっかり眠っても、日中眠くて仕方がない、気分がスッキリしないという症状を示しているものの、ナルコレプシーやうつ病にともなうもの、薬物による眠気などにあたらない場合に、診断がつけられます。ナルコレプシーとは異なり、目覚めが悪く、仮眠後に目覚めたときの爽快感もないことが多いようです。

126ページで説明した睡眠時無呼吸症候群（ＳＡＳ）は、睡眠の質や深さが十分ではないことから日中の眠気を訴えます。

さらには過眠症とはいえないものの、睡眠不足や疲れなどの原因以外に、日中に眠気を

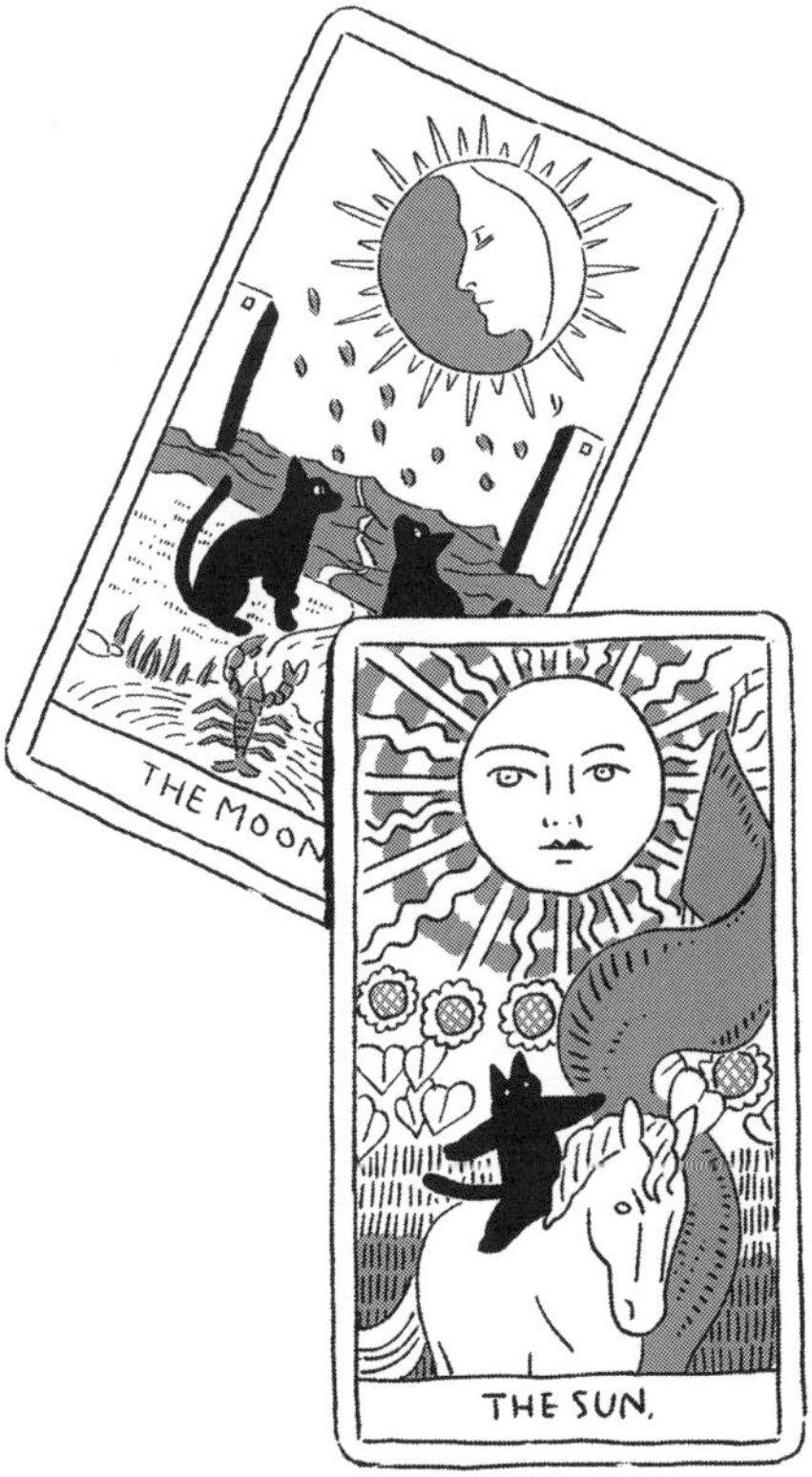
THE MOON
THE SUN.

引き起こすものがあります。

たとえば、感染症も過眠症を招く1つの要因です。風邪をひくと眠くなることは誰もが経験したことがありますよね。これは、ウイルスや病原菌に感染したときに起こる体の免疫反応が原因です。体の防衛システムである白血球は、病原体を攻撃するときにサイトカインという物質を放出します。この物質が視床下部にある、睡眠と覚醒を調整するシステムに作用して、睡眠が促されると考えられています。

また、薬物の副作用も眠気をつくります。「モノアミン」と総称される覚醒物質で、身近なものでは風邪薬です。鼻水を止める成分である抗ヒスタミン薬は、モノアミンの1つで、ヒスタミンという本来もっている覚醒作用を邪魔することで眠気を生じさせます。日中、強い眠気が襲っていることには、過眠症など何かしらの原因があるかもしれない、ということはもっと多くの人が知っておいたほうが良いでしょう。

61

睡眠時間で認知症になるリスクが変わる

睡眠と認知症には深い関係があることはよく知られています。認知症は、2040年には、高齢者の15%、約7人に1人がなるといわれています。具体的に睡眠と認知症がどのように関係しているのか、最新の研究も交えてご紹介しましょう。

まずは睡眠時間についてです。九州大学の研究チームが、福岡県久山町で65歳以上の住民を対象に睡眠時間と認知症の関係性を調査しました。この「久山町研究」によると、睡眠時間が「5〜6・9時間」の人に比べて、「5時間未満」の人は2・6倍、「8〜9・9時間」の人は、1・6倍、「10時間以上」の人は2・2倍、認知症発症リスクが高くなることがわかっています。

睡眠時間が短くても、長くても、認知症になるリスクが増加するのです。

また、最近の研究では、睡眠のなかでも、**認知症には「レム睡眠」との関連性**があると指摘されています。

豪スウィンバーン工科大学の研究チームが、60歳以上の男女321人を対象に、脳波を使って睡眠の質を計測しました。その後、19年間にわたって追跡調査をしたところ、32人が認知症を発症しました。

睡眠のデータを解析したところ、**レム睡眠が1％減るごとに認知症のリスクが9％増加する**ことがわかったというのです。

レム睡眠が認知症の発症に深く関与していることを調べたのが筑波大学の国際統合睡眠医科学研究機構と京都大学の研究チームです。2021年に、睡眠中のマウスの血流に着目した研究で、レム睡眠時に、脳の大脳皮質を覆う毛細血管が拡張し、血流が増えていることを明らかにしました。

脳は、体のなかでももっともエネルギーを消費する器官です。そのため、多くの酸素と栄養を送り届ける必要があります。また不要になった二酸化炭素や老廃物を回収しなければいけません。その物質交換の役目を担っているのが毛細血管です。

レム睡眠時には、大脳皮質を取り巻く毛細血管に赤血球が大量に流れ込んでいるので、血液が酸素と栄養をせっせと運び、二酸化炭素と老廃物をどんどん回収しています。その ように毛細血管の血流量が増えることで、脳がリフレッシュしていく可能性があります。

認知症のなかでももっとも多いアルツハイマー病の特徴は、脳の萎縮とともに「老人斑」

と呼ばれるシミができます。これは「アミロイドβ」という老廃物が集まってできたものです。

本来ならば、脳のなかの老廃物は、脳脊髄液を介して、毛細血管で回収されます。認知症はレム睡眠の欠乏であることが十分考えられます。

「浅い眠り」と軽視されがちなレム睡眠ですが、重要な睡眠の1つであることが、認知症との関連性からも明らかなのです。

62

サマータイム制度は死亡率を高めている⁉

どんなに自由気ままに生きている人でも、自らの体のリズムを刻む体内時計に従わざるを得ません。体内時計の乱れは、不調につながるからです。

第3章で述べたように、体内時計は、脳の視交叉上核にある「中枢時計」がマスタークロックとして、細胞1つひとつにある「時計遺伝子」を同調させて、睡眠や覚醒のサイクル、体内のホルモン濃度、血圧、体温調節などの生理活動をコントロールしています。

たとえば、欧米では、日照時間の長い夏の間、時計の針を1時間進めるサマータイム（夏時間）制度があります。日中の時間を有効利用できるとされていますが、弊害も少なくありません。米ジョン・ホプキンズ大学公衆衛生大学院によると、**サマータイム制度は体内時計を乱して睡眠障害を起こすだけでなく、交通事故を6％、心筋梗塞を24％、脳梗塞を8％増加させる**と報告しています。

体内時計の乱れが私たちの体に与える影響は、京都府立医科大学の研究チームが、マウスを使った実験で解き明かしています。

実験では、マウスを①昼（明るい）と夜（暗い）が12時間ずつの規則正しいグループ、②7日ごとに昼夜のサイクルを後ろに8時間ずらしたグループ、③4日ごとに昼夜のサイクルを前に8時間ずらしたグループの3つに分けて観察しました。

生後約2年まで観察した結果、①と②のグループのマウスの生存率は90％前後で、ほとんど寿命の差はありませんでした。ところが、③のグループのマウスは、観察終了時点で約半数が死亡。**体内時計の乱れがマウスの寿命を短くした**ことが示されました。

さらに、③のグループのマウスを詳しく調べたところ、免疫制御や免疫疾患に関する遺伝子の活動が上昇していました。脾臓《ひぞう》やリンパ節では、免疫細胞「リンパ球」の〝老化〟が見られたというのです。つまり、**体内時計の乱れが、免疫システムに不具合を生じさせて、死亡するリスクを高めているのです。**

この研究で興味深いのが、②のグループです。1週間ごとに昼夜のサイクルを〝後ろに〟8時間ずらしたグループでは、体内時計が適応している様子が見られたことです。

つまり、**体内時計には「適応しやすい変化」と「適応できない変化」があるのです。**

現在は、海外企業とのコミュニケーションが多い企業も増えています。24時間営業の店が増加していますし、病院も24時間365日の対応が必要です。そのようななか、シフトワーク（交代勤務）に従事する人も少なくありません。

シフト制の仕事では、生活リズムが不規則になり、睡眠に影響を与えるといわれています。シフトワークを続けていても不眠になることなく、ふつうに生活できているのであれば心配する必要はないでしょう。起きている間の活動に支障が出ていなければ気にすることはありません。

人間は、夜間にまとめて眠るという習慣をもっていますが、それは進化の過程で今のような睡眠スタイルを獲得しただけかもしれません。私たちの体や脳は、置かれている環境に適応する能力があります。

ただし、シフトワーカーを雇う側の会社は、シフト制の仕事が、体内時計の乱れによる健康問題をともなうことを認識したうえで、適切な雇用管理に気を配るべきでしょう。

63

うれしい、心配、興奮で眠気が吹っ飛ぶ

わくわくしたり、やる気や興味が高まったりすると「眠気が吹っ飛ぶ」ことがあります。眠気が吹っ飛ぶなんて、ずいぶん大げさなように聞こえますが、脳のなかの働きとしては的を射た表現です。

頭のなかにシーソーがあるとイメージしてみれば、その仕組みがわかりやすくなります。そのシーソーは、片方に傾けば睡眠に促され、もう片方が下がれば起きている状態へと促されると考えてください。

睡眠に促されてシーソーが傾くときは、神経伝達物質「モノアミン」の重みによって傾いています。モノアミンとは「ノルアドレナリン」「セロトニン」「ヒスタミン」などの神経伝達物質の総称です。ほかにも**「アセチルコリン」**という化学物質に反応するシステム（コリン作動性システム）の作動もシーソーを眠りに傾ける重みに加わります。

もう一方の覚醒、つまりは**起きている状態にシーソーを傾けるのは、化学物質「GABA」が関わるシステム**です。

つまり、脳のなかでは「モノアミンとコリン作動性システム」と「GABA作動性システム」が抑制し合っています。

専門的な物質名がたくさん出てきましたが、睡眠と覚醒のどちらか一方がわずかに傾くと、雪崩を打つようにバランスがそちらに傾くことがわかればOKです。

「眠気が吹っ飛ぶ」ときに、シーソーで起きている状態をサポートする重要な役割を果たしているのが「オレキシン」です。オレキシンが分泌されることで、シーソーが覚醒側に傾いた状態を維持するのです。

実は、オレキシンは、血圧と血流の調節作用、摂食行動など、起きているときの行動全般に影響すると考えられています。そんなオレキシンをつくる神経細胞は、感情をつかさどる大脳辺縁系からの情報を入手することでも活発になります。

うれしいことや心配ごとがあると、大脳辺縁系が覚醒を促して、起きている状態に一気に傾け、眠気を吹き飛ばすのです。そしてオレキシンがその状態を維持することによって覚醒を安定化させます。

睡眠と覚醒は、睡眠負債と体内時計だけでなく、モチベーションや情動、ストレスなどによっても大きく左右されるのです。

第7章

睡眠学で紐解く就寝中の脳の働き

64

どうして私たちは夢を見るのか？

睡眠中も、脳は完全に休んでいるわけでないことは、これまで述べてきましたが、とりわけ**レム睡眠中は、数学の問題を解くよりも、脳は活発に活動しています。**驚きますよね。これは、私たちが夢を見ることと深く関係しています。

そもそも、どうして私たちが夢を見るのか知っていますか？

脳の仕組みで、ざっくりと説明しましょう。

私たちの脳には、電気信号を使って情報をやりとりする約1000億の「神経細胞」があります。起きているときは、周囲からさまざまな情報を取り入れながら行動したり考えたりして、脳のなかでは多くの神経細胞が活動しています。

そして、起きているときだけでなくレム睡眠時にも、特に知覚や思考、記憶などの機能を担う「大脳皮質」と視覚を構成する「高次視覚野」で神経細胞が活発に活動するため、夢を見ています。

イメージしやすいように1つの例を紹介します。

たとえば、一輪の赤いバラがあったとしましょう。

私たちの脳では、目から入ってきた細かい情報をデジタル写真のように組み直す作業が行なわれています。そのため一輪のバラを見たら、形、大きさ、色、コントラストなどの情報がそれぞれバラバラに脳に送られます。そして、脳で情報が合成されてはじめて「一輪の赤いバラ」だと認識します。

また、私たちの記憶には、細分化された、形や大きさ、色などのバラの情報が刻まれます。そのため、再びバラを見たときは、細分化されたバラの情報が、脳で組み合わされて、ようやく「バラだ」とわかります。

同じように**夢は、私たちが細分化して記憶した情報をランダムにつなぎ合わせたもの**です。夢で現実ではありえないほどの〝巨大な黒いバラ〟が出てきたとしたら、それは「バラ」という細分化した記憶から大きさや色などの情報をともなわずに組み直されたものです。レム睡眠中に、脳の一部分が活発に動き、記憶の断片だけを再構成したのです。

夢を見るメカニズムまで知っている人は、あまり多くないように思います。自分が見た夢の内容と、自分の心理状態を照らし合わせて不安を覚えている人もいますが、夢の内容に着目しすぎる前に、まずは夢を見るメカニズムを知ることからはじめてみましょう。

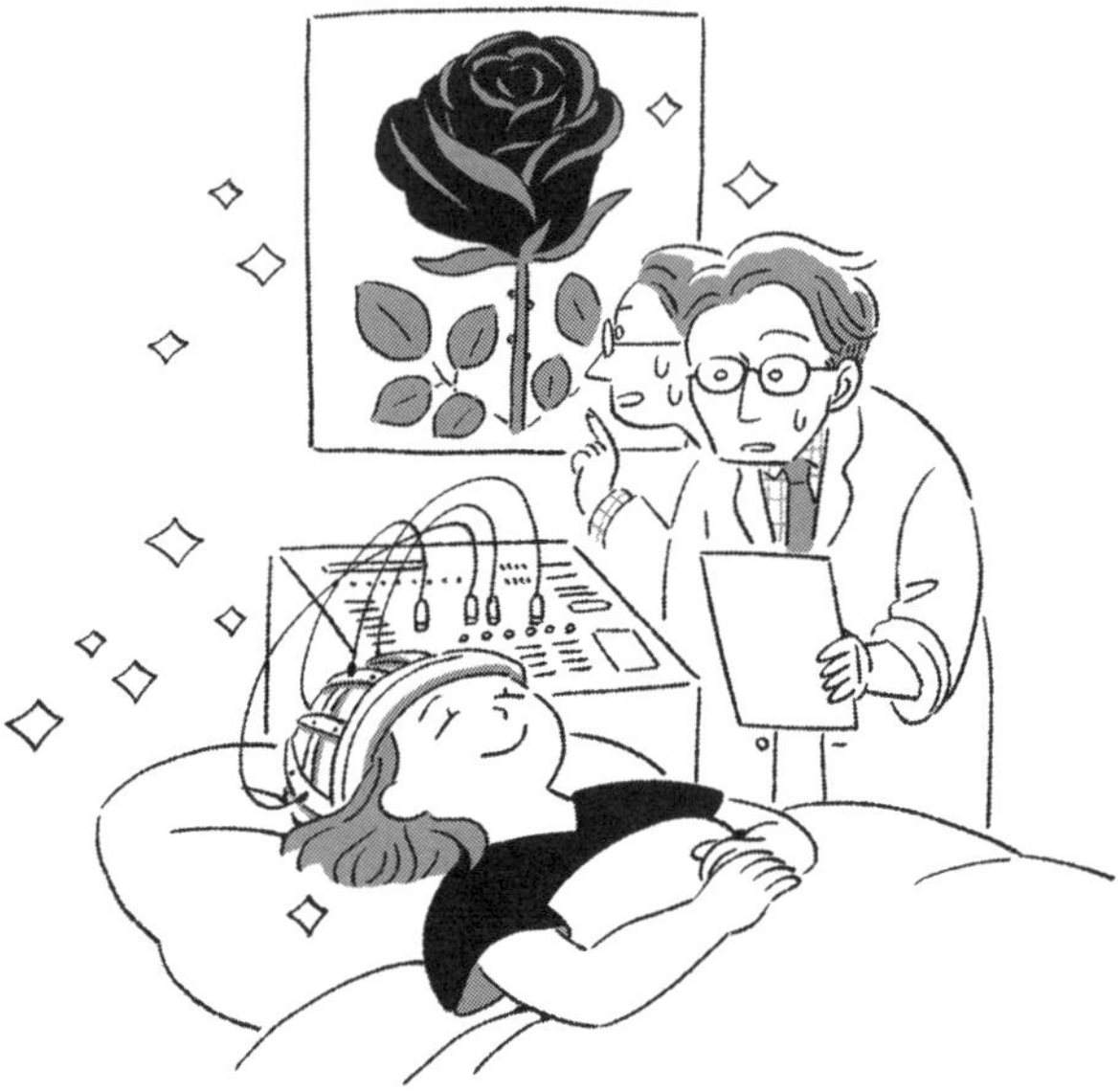

65

夢で「でたらめなストーリー」が出てくるワケ

夢の内容を起きてから思い出すと、「現実ではありえないものだった」ということは多いですよね。たとえば、前の節の〝巨大な黒いバラ〟もそうですね。

では、起きると「現実ではありえない」と気づくのに、夢では不思議に思わないのはなぜでしょうか？　これには、脳のなかの**「前頭前野」**という部分が関係しています。

前頭前野は、脳のなかでも理性や理論的に物事をまとめ上げる機能を持っています。レム睡眠中はこの、**感情や行動をコントロールする前頭前野の機能の一部は、活動が低下**しています。そのため、現実ではありえない、でたらめなストーリーが夢に出てきても不思議に思わないのです。

また、レム睡眠中に、脳のどこが活性化しているかで、夢の内容が変わってきます。

たとえば、「憧れの有名人と親しく話をしているけれど、声しかわからず、なぜか顔がわからない」という夢を見たとします。そのときは、聴覚の記憶は呼び出されているが、他人の顔を見分ける機能をもつ脳の一部は休んでいるともいえます。逆に、他人の顔がハッキリわかる夢では、顔を見分ける脳の一部が活発に活動しているといえるのです。

記憶の断片が次々と現れ、夢のなかではでたらめなあらすじや、さまざまな登場人物が出てくることもありますが、本を読んでいる夢を見るのは難しいといわれています。それは、文章を読んで理解するには脳の多くの機能を使うためです。レム睡眠中に読解力に関わる脳の機能が一部でも休んでいると、本の内容がわからないからです。

私たちの生活のなかでも、香りや味、音楽といった、ふとしたきっかけで懐かしい記憶を連想することがありますが、夢のなかではどういうきっかけで、細分化した記憶を取り出しているのかはまだわかっていません。

ところで「夢日記」をつけているという人がいますよね。レム睡眠の研究者として知られる、米ハーバード大学のアラン・ホブソンは、夢の意味を知るために、自分自身でも夢日記をつけていました。それどころか、いろんな人の夢日記の研究も行なっていました。その結果「夢にはなんの意味もなかった」と結論づけています……。少し夢のない話ですよね。

66

金縛りは睡眠の質が落ちているサイン

夢は、脳の一部が活発に活動しているレム睡眠中に見ることは、前の節でお伝えしました。それでは、夢を見るのはレム睡眠だけかというとそうではありません。レム睡眠中のほうがさかんに夢を見ることは知られていますが、ノンレム睡眠でもN１などの浅い睡眠中には見ます。

「電車でうたた寝しているときに、階段から落ちる夢を見て、ビクッとして起きた」「睡眠中に、高所から足を踏み外した夢を見て、ハッと目覚めた」ことはありませんか？

これはノンレム睡眠中に見るもので、体の運動感覚を主とした単純なイメージとしての夢です。ぼんやりした景色やその場で感じたことをもとにした漠然とした内容が多く、レム睡眠中の奇天烈なストーリーや感情がともなう夢とは大きく異なります。

レム睡眠でも、浅いノンレム睡眠でも夢が現れるということは、私たちは、一晩中夢を見ているといってもおかしくはありません。

夢を見るときは「眠りが浅い」「睡眠の質が悪い」と思っている人がいますが、そういうわけではありません。**「夢を見た」のか「夢を見なかった」のかの違いは、記憶に残っているかいないか**です。というのも脳としてはわざわざ夢を記憶しておく必要はなく、そもそも、睡眠中は記憶のメカニズムが働いていません。

脳波を測定して、レム睡眠中に無理やり起こすと、95%ほどの人が「夢を見ていた」というのです。つまり、「夢を見た」という場合は、たまたまレム睡眠の直後に目が覚めたときに、夢を覚えているだけのことなのです。

ちなみに、**起きてから見た夢の内容を尋ねると、悪夢の話をする人のほうが多い**ようです。悪い夢のほうが目を覚ましやすく、覚えていることが多いからです。またレム睡眠中に、感情をつかさどる大脳辺縁系が強く活動していることも関係しています。不安や恐怖といった感情の処理をしているのが大脳辺縁系です。起きている状態での不安や恐怖などのストレスが反映されている可能性があります。

頻繁に悪夢を見る場合は、夢の内容に注目するのではなく、日常生活で抱えているストレスを明らかにして、それに対処することが大切です。

また、金縛りも夢と大きな関わりがある現象です。レム睡眠中は、体が夢に合わせて勝手に動き出さないように運動神経をマヒさせているので筋肉に力が入りません。この状態で目が覚めたときには、自分の意思で体を動かせません。これが金縛りです。

金縛りは心霊現象でもなければ病気でもありません。

ただし、金縛りを体験する人のなかには、眠りはじめると、本来はノンレム睡眠に入るのに、いきなりレム睡眠が生じてしまう人が多いという話もあります。これは不規則な生活などが原因で、寝入った直後からレム睡眠に入ると、金縛りが起こりやすいといわれています。

金縛りになるという人は、霊などのせいにしないで生活習慣を見直すことが重要です。

67

寝ているだけで記憶力が高まる⁉

「枕から流れる音声を睡眠中に聞くと、聞いた内容を覚えることができるよ」

そんな学習方法を友人から勧められたらどうしますか？　実践してみますか？　一笑に付す人も多いかもしれませんが、睡眠学を知ると、これは非現実的なものではありません。

ただし、眠っている間に、新しいことを覚えるという意味ではありません。

睡眠中に行なわれているのは、記憶の固定化と強化です。新しくつくられた記憶が、睡眠中に脳内でよみがえり、この再生によって記憶が強化されます。

記憶には大きく分けて**「陳述記憶（宣言的記憶）」**と**「非陳述記憶（非宣言的記憶）」**があります。陳述記憶は、試験勉強のための暗記や新しく覚えた知識といった、実際にあった出来事を覚えていくもので、脳の海馬が関わっています。一方の非陳述記憶は、自転車に乗れるようになる、楽器を弾けるようになるなどといったことです。これらは「なぜできるようになったのか？」と尋ねられても答えるのが難しいですよね。そうした言葉で説明できないタイプの記憶です。こちらには海馬が関わっていません。

2007年に独リューベック大学の研究チームが、睡眠学習の可能性を調べる実験をしました。それは、まず参加者たちに複数の物の位置を記憶してもらっているときに、バラの香りを嗅がせました。その後、実験室のベッドに眠ってもらい調べたところ、ノンレム睡眠中に再びバラの香りを嗅がせることで、より正確に物の位置を思い出したというのです。つまり、**睡眠中に、学習時の感覚を再現すると、記憶強化の効率がアップする**ことが示されました。陳述記憶の記憶が、睡眠によって固定・強化している、ということです。

非陳述記憶ではどうでしょう。星形や家の形など、少し複雑な図形をマウスでなぞったり、見本の図形を90度回転させて描いたりなど、その人が生まれてはじめて行なうようなタスクを出した実験報告があります。最初はうまくできず、時間がかかりますが、練習しているうちに慣れてきます。このようなタスクも、睡眠をとると、寝る前よりも明らかにうまくなるとわかっています。ピアノの練習やサッカーのボールさばきなどと同じく、**寝ずに練習するよりも、途中で睡眠を入れたほうがうまくなる**ということです。

これらの実験から、いずれの記憶も、睡眠で固定されることがわかります。最近では、ノンレム睡眠のなかでもN2ではスポーツや楽器の技術などの記憶を強化し、N3で覚えた知識などの記憶を強化・固定するという説もあります。

68

必要のないファイルを整理して脳を動かす

睡眠が「脳のメンテナンス」であることを、私たちがふだん使っているパソコンをたとえにして説明してみましょう。

パソコンで長時間作業をしたとき、気づかぬうちにたくさんのソフトが立ち上がっていたことはありませんか？　また、インターネット検索をしていて知らぬ間にウェブブラウザで多くのタブが開いていた、なんてこともあると思います。こうなると、パソコンの動作は遅くなりますよね。

そんなとき、皆さんはどうしていますか？　開きすぎたタブを閉じたり、使っていないソフトはオフにしたりしませんか？

第1章でも説明したように、**睡眠中は、まさにパソコンを最適に動かすように、脳のなかで情報の処理と整理が行なわれています。**

起きている間は、五感を通してさまざまな情報が脳に入ってきます。これらの情報を、脳内の神経ネットワークでは、神経細胞と神経細胞の接続部（シナプス）が増えたり密になったりして処理していきます。しかし、パソコンにも情報処理能力に限りがあるように、神経細胞が処理できる情報量にも限界があります。

睡眠中の情報の処理や整理の仕組みは、次のように考えられています。

まず**ノンレム睡眠は、覚醒中に増えすぎたシナプスを最適化し、脳内の神経ネットワークをスッキリさせます。**わかりやすくいうと、パソコンで立ち上げたソフトを「終了」させる、ウェブブラウザ上のタブを「閉じる」ことと同じような作業が行われています。同時に、自分にとって重要なタブは「固定」したり「ブックマーク」に残したりする作業も行なわれているのです。

では、レム睡眠では何が行なわれているのでしょうか。まだ研究が続いているため仮説の段階ですが、**レム睡眠では記憶の重みづけを行なっている**可能性があります。

仕事を終えるときにパソコンのデスクトップに、整理されていないテキストやエクセルのファイルが溢れていることがありませんか？　そのとき私たちは、どのファイルが重要か確認しながら、保存する場合はフォルダに入れて、必要のないファイルはゴミ箱に捨てます。

レム睡眠時は、このようにファイルを整理している可能性があります。脳の大きさには限界があります。体験したり見たりした情報をすべて覚えていれば良いのでしょうが、容量が足りません。

そこで、起きているときに取り入れた情報のなかで、自分にとって大事なものかどうかをレム睡眠中に選別しているのです。レム睡眠中は、感情をつかさどる扁桃体や記憶に関わる海馬といった大脳辺縁系が活発に活動しています。大脳辺縁系は起きているときにも、記憶を整理して大事な情報を取り出しやすくしている部位です。このことから、起きている間に記憶したことを、ふるい分けているのかもしれません。

睡眠は、脳のネットワークの最適化と記憶の重みづけをする大事な作業です。**睡眠不足とは、情報が飽和して思考停止の一歩手前になっている状態です。**パソコンでいえば、使っていないソフトが立ち上がり、ウェブブラウザにはタブがいくつも立ち上がっている〝動作が遅い〟状態です。さらに、ファイルがデスクトップに散らばり、必要なファイルがどこにあるかわからない事態が起きているのです。

効率よく仕事をする人のパソコンは、デスクトップも整理されていることが多いですよね。私たちがもつパフォーマンスを最適に発揮するためにも睡眠は最重要の行為です。

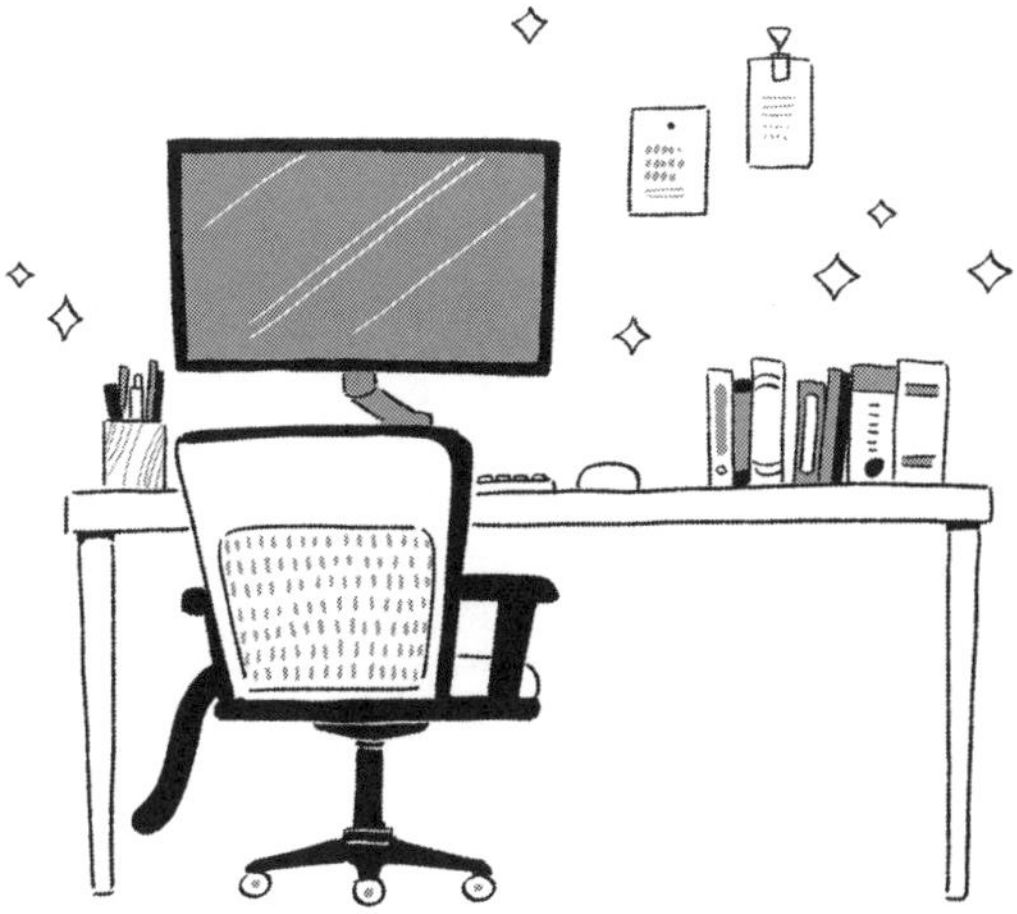

69

「嫌なことは、寝たら忘れる」って本当？

「寝たら忘れられるよ」というフレーズはよく使われます。

単なる気休めでしょ？　と思う人もいるかもしれませんが、実は、まったく間違いというわけではありません。睡眠学のメカニズムをもとに簡単にご紹介します。

私たちの脳は、ホワイトボードのようにスペースに限りがあります。

起きているときはホワイトボードに見たもの、聞いたこと、嗅いだ匂い、触ったもの、感じたこと、覚えたこと、考えたこと、心動かされたことなど、さまざまなことが書き加えられていきます。しかし、スペースに限りがあるので、夜になるころには、書き込むスペースがなくなります。そこで、睡眠時は、ホワイトボードに書かれた情報を消していくのです。

ただし、単純にすべてを消していくわけではありません。**情報の重要度を判断して、不要な情報は消し、生きるために必要とされる情報だけを脳に保存させ、「記憶の固定化」**をしています。

興味深いことに、「記憶の固定化」をするときには感情が深く関わっています。たとえば、仲の良い友人と訪れた旅先のレストランでの美味しい食事のことは、数年経っても鮮明に覚えていることがありますが、何でもない日常では、2日前の夕食に食べたものでさえ、すんなり思い出せないことがあります。

これは**記憶が、感情によって重みづけされている**ことを表しています。同じような体験でも均一に記憶されるのではなく、大きく心が動かされるほど記憶として残りやすいのです。

感情は、良いものばかりではなく、不安や恐怖、怒りや悲しみもありますよね。さまざまな**感情のなかでもっとも強く記憶が固定化されるのは、命の危険につながるような恐怖の記憶**です。これは、人間の防衛本能です。恐怖の記憶をしっかり固定化して、同じような場面に遭遇したときに、危険を察知するために、記憶を固定化しているのです。

日常的なことは「寝て忘れる」ことも可能です。嫌な出来事の内容にもよりますが、生命の危機につながるレベルでなければ、「寝たら忘れる」と考えられます。

70

睡眠はひらめきや発見につながる

「夢占い」は、ときどきテレビ番組でも取り上げられています。**夢のなかでもとりわけレム睡眠のときに見る夢は、さまざまなストーリーが出てきます。**このことから、「夢は、何かしらの願望が潜在意識のなかで現れたもので、夢を分析することで、心の奥にある欲望が明らかになる」と考える人もいるのです。

オーストリアの精神科医で精神分析学の創始者、フロイトは、夢を「抑圧された欲望が表現されたもの」と捉えて、人間が抱える無意識のなかには、自分でも気づいていない欲求があり、夢はそれが顕在化したものだと考えました。夢の内容から、あまりに強く感情を揺さぶられるため、そのような考えに至ったのかもしれません。

レム睡眠中に見る夢は、「楽しい」「怖い」「不安」といった感情の変化をともなうものが多くあります。これは**レム睡眠中に感情の変化に関わる大脳辺縁系の「扁桃体」が活発に働く**からです。そして、大脳辺縁系は、外界から入ってくる情報が、本人にとって「意味があるか」「意味がないか」を判断し、記憶の重みづけをするシステムもあります。

ふだんから気にかかっていることは、自分にとっては大きな意味をもっています。当然、記憶に残り、大脳辺縁系によって強く意味づけされます。

たとえば、親しい人が重い病気で入院したとします。誰でも、その人の安否が気になります。あるいは、来週に大事な社内プレゼンがあるとして、今の段階では準備の進行が思わしくなくて、うまくやれるか心配だったとします。

これらの「不安」は大脳辺縁系によってつくられますが、レム睡眠で扁桃体が活発に活動することで、脳に刻まれた不安が引き金となって夢となって現れます。そのときに、「病気の知人に何かあった」「プレゼンで恥をかいた」といった夢を見てもおかしくはありません。

夢で見たことが的中すれば「予知夢」になるのでしょうが、これは予想可能なことであり、たまたま夢に出たから印象が深くなっただけのことです。また、先のフロイトのように、**夢が「抑圧された欲望が表現されたもの」というのも、現在ではかなりの部分では否定されている**のです。

突拍子もない夢を見ても受け入れられるのは、起きているときに「おかしい」「あるはずがない」などを判断する前頭前野の働きが、睡眠中に低下するためであることはすでにお伝えしましたが、これが**ひらめきや発見につながる**ことが少なくありません。

19世紀の発明家エリアス・ハウが考えた「ミシン針」もその1つです。それまでのミシンをより実用的にしたいと研究していたハウは、まず、糸を通す穴を針のどこにつくれば良いのか悩んでいたというのです。あるとき、ハウは、見知らぬ国の兵士に殺されそうになる夢を見たそうです。その兵士が持っていたやりの先に穴があいていることがきっかけとなり、現代にも使われている針の先端に穴があるミシン針を発明したのです。

また、イタリアのバロック音楽の作曲家ジュゼッペ・タルティーニは、名曲ヴァイオリンソナタ『悪魔のトリル』を書いたとき、ベッドの足元で悪魔がヴァイオリンを弾いていた夢にインスピレーションを得たといわれています。

有名な芸術家で、建築や自然科学などあらゆる分野で革新的な研究を残したレオナルド・ダ・ヴィンチは「夢のなかでは、現実より物事がはるかに鮮明に見える」と話したとか。

夢中になって何かを成し遂げたいと強く思っているときに、本来ならば〝理性のブレーキ〟として働く前頭前野の働きが、睡眠中に低下することによって、自由を満喫した夢となって人類の想像力や創造力を高めることもあるのです。

71

「寝言が多いと睡眠の質が悪い」は嘘

「自分の行動は、自らの意識や意思がコントロールしている」というのは、なんとなく納得する人が多いと思います。たしかに、脳の「前頭前野」が、自らの置かれている環境を理解し、自分の体の状態を認知しながら生活しています。この前頭前野には、まさに人間の「自我」や「意識」が存在するといっても間違いではありません。

しかし、その「自我」や「意識」には度合いがあります。たとえばふだん歩いているときに、右手を前に振って、同時に左足を前に出す……などと考えながら体を動かしているでしょうか？　そんなことはありませんよね。

意識や意思が人間の心身のすべてを管理しているというのは間違いです。むしろ管理しているのはごく一部です。通常、人間が行動したり、体を動かしたりするときは、意識や意思をコントロールしている前頭前野の「補足運動野」や「運動前野」という部分で事前にリハーサルをして、運動パターンを選び出して実行しています。どんな人でも、**何か行動をするときは、脳が予行演習をしてから、それに沿って動いているの**です。

しかし、歩くときに意識していないように、私たちは意識や意思とは関係なく体を動かすことができます。これは脳幹や脊髄にプログラミングされた行動パターンが多数備わっているからです。「歩く」という動作も、このプログラミングされたなかの1つなのです。

睡眠中にも、このプログラミングは発動します。

ノンレム睡眠時に前頭前野の働きが低下することは述べましたが、睡眠中は、意識や意思という管理から外れて活動している状態です。たとえば、前頭前野が眠っているにもかかわらず行動が現れるのが、ノンレム睡眠時随伴症の1つである**「睡眠時遊行症」**です。

寝ながら歩き回ったり、言葉を発したりします。つまり、寝言もこの睡眠時遊行症に近い状態です。脳のなかでも、言語機能をつかさどる前頭葉の「ブローカ野」という部分が、意識や意思から解放されて活動しているのです。

寝言をいうことを気にする人がいますが、**たとえ寝言があったとしても、とくに治療する必要はありません。**「歩くときに足を出すことを何も意識していなかった」ことを気にすることはありませんよね？　それと同じで、「寝言を話していたよ」と他人からいわれたとしても、気にせず過ごしてOKです。

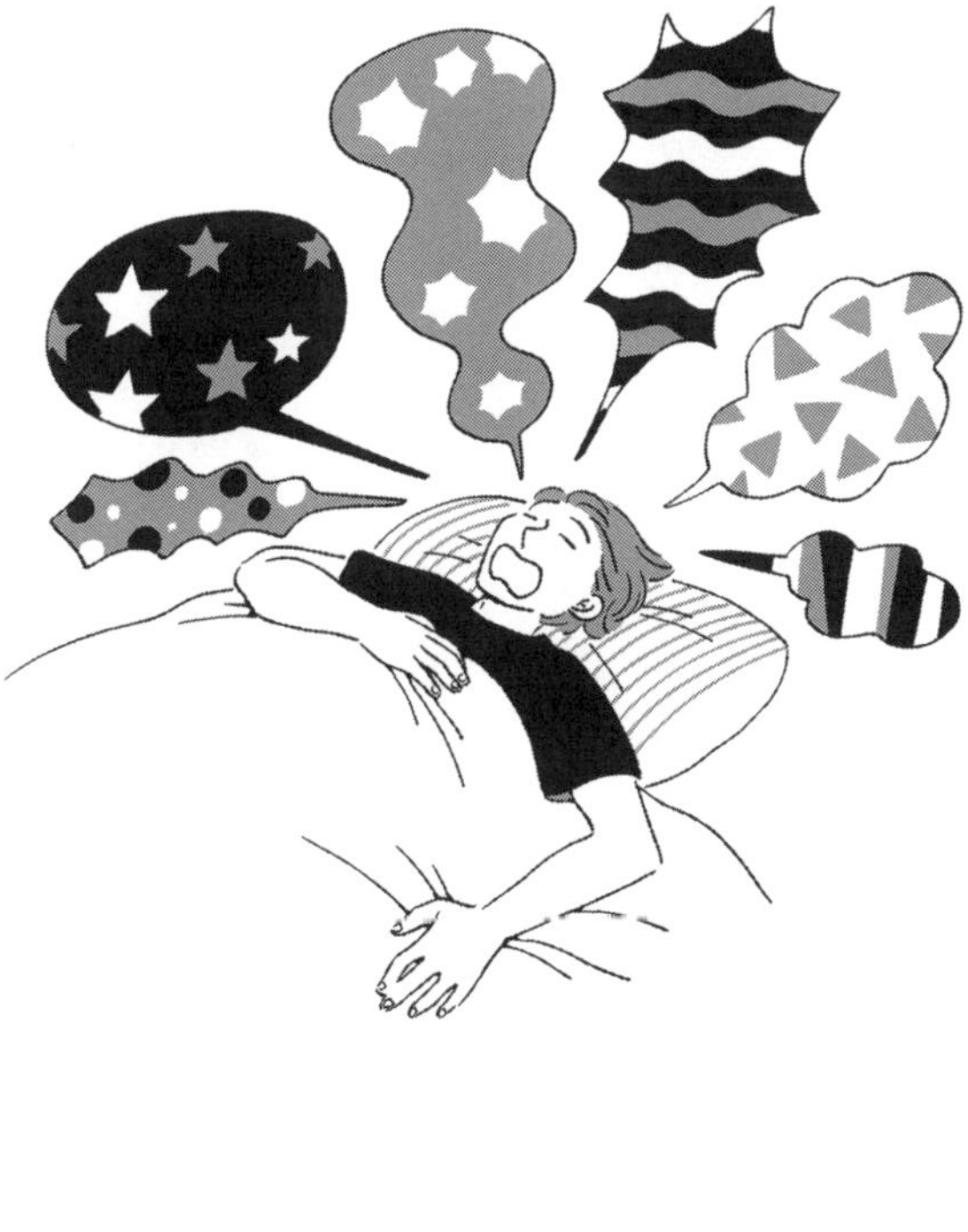

72

アナウンサーは寝言が少ない⁉

寝言は、睡眠時遊行症の1つで、脳のなかでも言語機能をつかさどる「ブローカ野」が活動している一方、睡眠中にスイッチをオフにしている意識や意思をコントロールする「前頭前野」の管理から解放されて起こる現象です。

脳は、部位別に役割分担がなされていて、**睡眠中は、起きているときによく使った部位ほど活動を一気に低下させて、深く眠ります。**このことから、アナウンサーのように昼間、ずっと話し続けている人は、寝言が少ないのではないかと想像できます。

たとえば、ラットのヒゲの感覚は、1本ずつ、脳のそれぞれ特定の部位で処理されています。実験でラットのある1本のヒゲを何度も刺激し続けると、睡眠中、そのヒゲの感覚を処理している脳の部位だけが深い休止状態になります。

このように、**起きているときによく使われている脳の部位ほど深い眠りに誘われる現象を「ローカル・スリープ」といいます。**脳の各部は、あたかも〝自治区（ローカル）〟のようになっており、それぞれが睡眠を制御しているのです。

昼間に、言語を発する機能に関わる脳の部位をずっと使っているアナウンサーは、睡眠中はその部分が深く眠っているはずです。

ところで、覚醒しているときによく使った脳の部位では、どのようなことが起きているのでしょうか？

脳のなかを駆け巡るさまざまな情報は、神経細胞が、別の神経細胞に電気信号として伝えていきます。起きているときによく使った脳の部位では、この電気信号の受け渡しがさかんに行なわれていたのです。

２０１８年に、北京生命科学研究所と筑波大学の研究チームが、マウスを使った実験で、覚醒し続けることで、神経細胞同士の接合部であるシナプスで**「リン酸化」**という現象が頻繁に起こることを報告しました。この現象は、シナプスに局在しているタンパク質とリン酸がくっ付く化学変化で**「スニップス」**と名づけられています。覚醒している間は、この「リン酸化」が進み、睡眠によって解消されることが明らかになっています。

リン酸化とは、簡単に説明すると、タンパク質に「リン酸基」がくっ付く反応です。このリン酸基がくっ付いたり離れたりすることで、タンパク質のいろんな機能がコントロールされています。シナプスにはいくつかのタンパク質があり、そのなかでも特定のタンパク質にリン酸基がくっ付いていることが眠気の正体の一部と考えられているのです。

また、根本的なことまではまだわかっていませんが、**睡眠不足による「睡眠負債」が溜まるのは、このリン酸化されたタンパク質が蓄積している**状態で、その結果、シナプスの働きが最適化されずに、脳全体の働きが非効率になっているとも考えられます。

睡眠によってリン酸化が解消され、シナプスの働きも最適化されるのです。

73

私たちは冬眠でエネルギーを節約できるのか？

「あ〜、人間も冬眠できたら良いのにな」。寒い冬の朝、寝床からなかなか出られないとき、こんなことを思ったことはありませんか？

冬眠は、「長い間、寝続けること」だと思っている人もいますが、睡眠と冬眠はまったくの別物です。**冬眠は、いうなればエネルギー節約の戦略。寒い季節に食料を得られない状況を乗り切るための究極の〝省エネモード〟なのです。**

私たちは、ふだん何もしなくても多くのエネルギーを使っています。たとえば、人間は、37度前後という外気温よりも高い体温を維持しています。体温が下がったら、呼吸を増やしたり、代謝を高めたりして熱をつくっています。また、呼吸、血圧を維持したり、食べ物を消化・吸収したりするなど、生きていくためにたくさんのエネルギーを消費しています。

一方、冬眠中の哺乳類は、酸素の消費量を減らし、体温や心拍数を下げて、エネルギーの消費を50分の1程度まで低下させます。そんな〝省エネモード〟で冬を乗り切り、食べ物がある春になると元の状態に戻ります。

実は、人間も、このような冬眠状態を誘導できる可能性があります。マウスを使った実験で、脳の視床下部にある **「Qニューロン」** という特殊な神経細胞群を強制的に興奮させると、本来は冬眠しないマウスを冬眠状態にできることがわかりました。

実験では、冬眠状態にしたマウスを、さまざまな外気温に置いたときの体温と生体機能を調べました。その結果、体温を一定に保とうとする働きがあるマウスが、外気温の低下とともに、平常時の37度から体温を極限まで下げて乗り切ろうとしたのです。

この冬眠状態を誘導できる「Qニューロン」の機能は哺乳類全般にあります。つまり、人間も冬眠ができる可能性があるのです。

もし、人工冬眠ができるならば、重症患者の搬送や再生臓器のストック、寝たきり老人の筋萎縮治療などの医療分野での発展が見込めます。また、将来的には、食料が限られる宇宙での活動もできるようになるかもしれません。冬眠状態だとエネルギーの消費を最小限に抑えられ、人類の宇宙進出にも大きく貢献できるでしょう。

おわりに

科学技術の発展で、私たちの生活環境は大きく変わりました。

そもそも、私たちに備わっている体内時計や自律神経などのシステムは、生命の進化のなかで数億年という長い時間をかけて培われてきたものです。進化は１００万年単位の時間をかけて起こります。新しい科学技術に体を適応するためには、１００万年単位の時間が必要です。

蛍光灯の明かりでさえ、登場してからまだ約１００年しか経っていないとすると、科学技術の発展に一番〝戸惑っている〟のは、私たちの人間に本来備わっているシステムかもしれません。

この本でも紹介してきましたが、脳の機能は、夜になっても、明かりが煌々《こうこう》と照らしている生活に困惑しています。体のなかでリズムを刻んでいるシステムは、飛行機で時差のある海外に短時間で行けることに苦慮しています。スマホのように時間を選ばずに、刺激あるコンテンツが入手できる現状に、生命活動をサポートする神経組織は、どうしていいかわからなくなっています。

人類に太古の昔から備わっているシステムと、発展が止まらない科学技術には、大きなギャップが生まれているのです。そして、私たちが抱える体の不調には、このギャップが引き起こすものが少なくありません。特に、睡眠の質と量がもたらすトラブルは、人間のシステムと科学技術とのギャップによる最大の〝弊害〟だともいえるのです。

私たちの体のシステムに見合った睡眠を提案するならば、科学技術がまったく存在しない太古の昔のように「太陽の光で目が覚めて、夕日が沈んだら眠る」のが一番ですが、これは現実的ではありません。学校に行ったり仕事をしたり家事をしたり……。私たちには科学技術で溢れた現代社会での生活があります。

そこで、人に備わっているシステムに寄り添いつつ、睡眠に意識を向けることが大切になります。睡眠は自然に誘われるものではありません。脳が積極的に生み出すものです。とりわけ睡眠は脳のメンテナンスに欠かせない機能であることがわかっています。

その一方で、睡眠は万能ではありません。

「しっかり寝ているのに、首や肩のコリがとれない」という人がいますが、睡眠にはマッサージ機能はありません。スマホを年中、のぞき込んでいることから「ストレートネック」になっている現代人が多くいますが、睡眠は、その症状を多少は癒すことはあっても、根本的に解消させる術は持っていません。睡眠で解決するのではなく、日ごろの姿勢に気を配ることなのです。

睡眠がすべてだ、と必要以上に期待したりこだわったりするのは、ときに害をもたらします。眠られさえすれば万事うまくいくと、期待しすぎてしまうと、かえって眠れない体験を増やしてしまうのです。

さらに睡眠は、大らかです。多少、睡眠を犠牲にしても、数日後には、もとの睡眠習慣に戻れるようになります。

睡眠に対する理解を深めながらも、その特徴、重要性、そして、睡眠の役割を理解したうえで、自分なりの睡眠習慣を手に入れてほしいと願っています。

それが、現代社会をサバイブしていく最善のテクニックだからです。

参考文献

Hasegawa E, Miyasaka A, Sakurai K, Cherasse Y, Li Y, Sakurai T. Rapid eye movement sleep is initiated by basolateral amygdala dopamine signaling in mice. Science. 2022 Mar 4;375(6584):994-1000.

Takahashi, T.M., Sunagawa, G.A., Soya, S., Abe, M., Sakurai, K., Ishikawa, K., Yanagisawa, M., Hama, H., Hasegawa, E., Miyawaki, A., Sakimura, K., Takahashi, M., Sakurai, T. A discrete neuronal circuit induces a hibernation-like state in rodents, Nature 583, 109–114(2020) DOI:10.1038/s41586-020-2163-6

Sakurai T. The role of orexin in motivated behaviours.Nat Rev Neurosci. 2014,15(11):719-31.

Sakurai T. Neural Circuit of Orexin (Hypocretin):Mainaining Sleep and Wakefulness. Nat. Rev. Neurosci. 8, 171-181, 2007.

Yamanaka A. Beuckmann CT. Willie JT. Hara J. Tsujino N. Mieda M. Tominaga M. Yagami K. Sugiyama F. Goto K. Yanagisawa M. and Sakurai T. Hypothalamic Orexin neurons regulate arousal according to energy balance in mice. Neuron. 38:701-713, 2003

Sakurai T, et al. Orexins and orexin receptors: A family of hypothalamic neuropeptides and G protein-coupled receptors that regulate feeding behavior. Cell 92:573-585, 1998

JAMA Neurol. 2020;77(10):1241-1251. doi:10.1001/jamaneurol.2020.2108

Kubota, K. Kuniomi Ishimori and the first discovery of sleep-inducing substances in the brain. Neurosci. Res. 6, 497–518 (1989).

Nedergaard M. Garbage truck of the brain. Science. 2013; 340: 1529-30.

Kripke DF, et al. Mortality associated with sleep duration and insomnia. Arch Gen Psychiatry. 2002; 59(2): 131-6.

Association of wood use in bedrooms with comfort and sleep among workers in Japan: a cross-sectional analysis of the SLeep Epidemiology Project at the University of Tsukuba (SLEPT) study

Systemic and Nasal Delivery of Orexin-A (Hypocretin-1) Reduces the Effects of Sleep Deprivation on Cognitive Performance in Nonhuman Primates. J Neurosci. 2007 Dec 26; 27(52): 14239–14247.

Gut microbiota depletion by chronic antibiotic treatment alters the sleep/wake architecture and sleep EEG power spectra in mice,Scientific Reports,November 11, 2020

Beneficial effects of Lactobacillus casei strain Shirota on academic stress-induced sleep disturbance in healthy adults: a double-blind, randomised, placebo-controlled trial(Beneficial Microbes)

Sleep habits and susceptibility to the common cold .Arch Intern Med. 2009 Jan 12;169(1):62-7

Björn Rasch,Jan Born(2013Apr) 「About sleep's role in memory」

Genome-wide association analyses of chronotype in 697,828 individuals provides insights into circadian rhythms.January 2019Nature Communications 10(1):343

Inadequate sleep as a risk factor for obesity: analyses of the NHANES I. 2005 Oct;28(10):1289-96.

Yoshiike T,et al.Sci Rep.2022

Chemogenetic inhibition of the medial prefrontal cortex reverses the effects of REM sleep loss on sucrose consumption. 10.7554/eLife.20269

Mortality associated with nonrestorative short sleep or nonrestorative long time-in-bed in middle-aged and older adults.Scientific Reports 10.1038/s41598-021-03997-z

Why sleep matters — the economic costs of insufficient sleep.
https://www.rand.org/pubs/research_reports/RR1791.html

Sleep architecture and the risk of incident dementia in the community.Neurology, August 23, 2017

Cerebral capillary blood flow upsurge during REM sleep is mediated by A2a receptors. Cell Reports ,August 17,2021

Chronic circadian misalignment accelerates immune senescence and abbreviates lifespan in mice. Scientific Reports,February 13,2020

Quantitative phosphoproteomic analysis of the molecular substrates of sleep need. Nature, 10.1038/s41586 - 018 - 0218 - 8

Sleep. 2012 Jan 1;35(1):97-101. doi: 10.5665/sleep.1594.

経済協力開発機構(OECD) 「Gender Data Portal 2021」

櫻井　武（さくらい　たけし）

医師、医学博士。筑波大学医学医療系および国際統合睡眠医科学研究機構教授。日本睡眠学会理事。筑波大学大学院医学研究科修了。日本学術振興会特別研究員、筑波大学基礎医学系講師、テキサス大学ハワード・ヒューズ医学研究所研究員、筑波大学大学院准教授、金沢大学医薬保健研究域教授を経て、現職。1998年、覚醒を制御する神経ペプチド「オレキシン」を発見。平成12年度つくば奨励賞、第14回安藤百福賞大賞、第65回中日文化賞、平成25年度文部科学大臣表彰科学技術賞、第2回塩野賞受賞。『「こころ」はいかにして生まれるのか　最新脳科学で解き明かす「情動」』『睡眠の科学・改訂新版　なぜ眠るのか　なぜ目覚めるのか』『睡眠障害のなぞを解く「眠りのしくみ」から「眠るスキル」まで』（以上、講談社）、『最新の睡眠科学が証明する　必ず眠れるとっておきの秘訣！』（山と渓谷社）などの著書のほか、「ヒューマニエンス」（NHK）、「マツコの知らない世界」（TBS）、「カズレーザーと学ぶ。」（日本テレビ）などメディア出演も多数。

すぐに実践《じっせん》したくなる

すごく使《つか》える睡眠学《すいみんがく》テクニック

2024年９月１日　初版発行

著　者　櫻井　武 ©T. Sakurai 2024

発行者　杉本淳一

発行所　株式会社日本実業出版社　東京都新宿区市谷本村町３−29 〒162−0845

編集部　☎03−3268−5651

営業部　☎03−3268−5161　振　替　00170−1−25349

https://www.njg.co.jp/

印刷・製本／中央精版印刷

ISBN 978-4-534-06129-4　Printed in JAPAN